その医療情報は本当か

田近亜蘭
Tajika Aran

a pilot of wisdom

目次

うつ病の再発率が60%といわれる根拠は？
その数値は知りたいことを正確に表しているか
①野球の「打率」は「打割合」と表現するのが正解
②再発の基準は？
③「信頼区間」は？
センセーショナルな表現は疑ってみる

第四章　医療広告に「体験談」「回数無制限」「施術前後の写真」は禁止

ようやくウェブサイトも広告規制の対象になった
禁止されている広告内容
①虚偽広告の例
②比較優良広告の例
③誇大広告の例
④公序良俗に反する内容の広告

第五章　健康食品やサプリメントの表示に法律規制あり——77

第六章　ギャンブラーの思い込み
……確率、数字のトリックを見やぶる

第十一章　医療情報の「見極めかた」と「誤りを信じ込む心理」——185

企画構成　朝日奈ゆか／藤原椋／岩田なつき（株式会社ユンブル）
図版作成　ＭＯＴＨＥＲ

※本書は、ウェブサイトの集英社新書プラスでの連載「その医療情報は本当か」（２０２３年４月〜２０２４年４月）を基に、大幅に加筆・修正したものです。

はじめに　脳から真偽追求のアラームを

いつでも手軽に実践できて、確実に早く効果が現れる健康法はないだろうか。そのような思いで情報を探した経験がある人は多いのではないでしょうか。

医療情報を探していると、話題の治療法について「劇的に効く」と報じられたかと思うと、「まったく効かない」と伝える記事もあります。「それ、本当？」と疑わしく思う情報もあれば、信じてもよいだろうと判断する情報もあるでしょう。

また、一見正しいように思えても実は間違っている、あるいは古くなっている定説や、間違いとまではいえないけれど解釈が偏っているケースもあります。

それらに触れたときに、どう考え、何を選択すればいいのでしょうか。

いま、医療の分野にかかわらず、あらゆる情報について、本当かどうかを問う観点、真偽を見分ける方法、真の情報との出合いかたについて、小学校から授業で取り入れられ、高校や大学では実践法も履修するようになりました。

同時に、「ヘルスリテラシー」「メディアリテラシー」「金融リテラシー」などのことばを見聞きする機会が増えました。

「リテラシー（literacy）」は、「特定の分野における知識や理解の能力。それらを分析し、活用する力」といった意味で使われています。２０２２年から高校の必修科目となった『情報Ⅰ』でも取り上げられ、同科目を理解するうえでのポイントだといわれます。

リテラシーは、子どもからおとなまで現代のネット情報社会に求められる能力ということでしょう。

医療分野で使われる「ヘルスリテラシー」とは、「自分にとって適切な医療・健康情報を探し、得た情報を適切に理解して活用する力」といえます。

昨今の医療現場では、患者さんの希望や意見を尊重する「患者中心の医療」が重視されています。患者さんが自らの価値観で治療や健康に積極的に関与することが促進され、ヘルスリテラシーの考えかたは進化していると言えます。

本書では、「自分や身近な人の健康に活用するために、メディアで大量に発信される医療や健康情報の真偽を見極めよう。ヘルスリテラシーを高めるための具体的方法を得よう」ということを伝えます。

わたしは京都大学大学院医学研究科の「健康増進・行動学分野」でさまざまな医療情報の「エビデンス」（科学的根拠や証拠と訳しますが詳細は本文で）を世界中の文献から収集し、内容をチェックして評価する研究を専門としています。

エビデンスということばもいまでは広く人々の口にのぼっています。医療分野ではそのレベルは6段階あります。各レベル、たとえば「レベル1」とはどういうことなのかまで、聞きなれないかもしれない医療用語を含めてわかりやすく述べていきます。

また、わたしは臨床における診療科では精神科を専門としていて、うつ病などの精神疾患の診療をしています。

そこで本書の前半では、「うつ病など精神科領域」、また、「生活習慣病」「がん」「健康長寿」、それに自由診療の「美容医療」「ダイエット」といった「医療の定説や広告の真偽の見極めかた」について、具体的なデータや数字を読み解く方法、さらに広告の事例とともに紹介します。

後半では「適切な情報を探す方法と、ネット上ではどのサイトを見ればよいか」を具体的に示し、心理学で明らかになっている考えかたの偏りについても考えます。

情報の真偽を見極める目を持っていると、「夢の新薬だと期待されている」とか、「簡単にあなたの健康と美容に効果が得られます」といった表現に接したとき、「本当にそうだろうか」「何らかの意図があるのかも」と調べることができます。また、メディアには、インパクトのある衝撃的な表現がいかに多いかということにも気づくでしょう。

そして、適切な医療情報の探しかたを知っていれば、たとえばウイルスや細菌から身を守る正しい方法を自然ととることができたり、慢性的な便秘や下痢で困っている、あるいは極端なダイエットをする家族に相応な食生活の助言ができたりするでしょう。

自分の脳から、そうした真偽追求のアラームが自然に発せられるように、もちろん、やみくもなアラームではなく、自分にとって真に有用な情報を得るためのものであるために、これからともに考えていきましょう。

※本書内で「現在」「現時点で」と述べる場合、日時の記載がない場合は「2024年8月現在」を指します。

第一章　日本の新聞の医療情報は偏っている

日本の新聞は日本人の研究ばかりを掲載する

医療に関する情報のうち、とくに最新の研究報告を入手する方法として、新聞を活用している人は多いと思われます。また、情報収集を意識しなくても、新聞を読んでいたら偶然に医療・健康情報に接することもあるでしょう。

総務省の令和３（２０２１）年版「メディアに対する信頼」の調査報告では、各メディアに対する信頼度を「信頼できる」「半々くらい」「信用できない」「そもそもの情報源を使わない」の４段階で評価しています。これによると、「『信頼できる』については、新聞（61・２％）、テレビ（53・８％）、ラジオ（50・９％）の順に多く、マスメディアに対する信頼性が高い。」となっています。

メディアの中でもとくに五大紙（朝日新聞・毎日新聞・読売新聞・日本経済新聞・産経新聞）の場合、掲載される医療情報は、証拠を集めたり、裏付けを取ったりと情報の真偽を確認していることが期待されます。

しかしその前に、そもそも「新聞に掲載される情報の選択はどうなっているのか。偏りはないか」を知っておく必要があります。

世界各国の新聞事情に関する研究として、フランスのボルドー大学の研究者とわたしの共著の医学論文があります。タイトル（以下、邦題）は「新聞は、自国の科学者が関与する生物医学研究を優先的に報道するか？」[*1]です。2019年に医学ジャーナル（雑誌）『Public Understanding of Science（パブリック・アンダースタンディング・オブ・サイエンス）』に発表しています。わたしは日本の新聞の現状を調べました。

この論文は、「ある国の新聞が医学の研究結果を記事として掲載する際、自国の研究者の記事ばかりを載せていないか」ということを、8カ国（オーストラリア・カナダ・フランス・アイルランド・日本・ニュージーランド・イギリス・アメリカ）の123本の英語の医学論文について調べたものです。

興味深いことに、「日本の場合、日本の研究者が参加する論文7本のうち6本が日本の新聞の記事になっているが、日本の研究者が参加していない116本のうちでは、日本の新聞の記事になったのは6本」でした。

すなわち、「日本人が参加する論文は、参加していない論文より16・6倍、記事になりやすい」ということです。では、ほかの国の事情はどうでしょうか。

「オーストラリア1・81倍・カナダ1・54倍・フランス2・92倍・アイルランド2・36倍・ニュージーランド5・95倍・イギリス1・48倍・アメリカ1・65倍」と報告されています。

この結果から、どの国も自国の研究者の研究を記事にしやすい傾向はあるものの、日本はその傾向が圧倒的に強いといえるのです。

「日本の新聞に日本人研究者の報告が掲載されるのは当然のこと」「ここは日本なのだから、それがどうした？」と思われるかもしれません。

しかし実のところ、調査した他国ではその割合は日本に比べて非常に少なく、つまりは他国の新聞は日本の新聞よりはるかに、「**自国以外のさまざまな研究報告も掲載している**」ことが明らかになったのです。この点から、「日本の新聞記事に掲載された医学情報は、海外の研究に基づくものは少なく、ほとんどが日本の研究に偏っている」ことが推察できます。

「英語の壁」で海外の研究報告が掲載されない?

ではなぜ、日本の新聞は他国に比べて、日本のチームの研究報告を優先して掲載するのでしょうか。それにはいくつかの背景が考えられます。

そもそも医学論文の多くは、日本人の研究でも英語で発表されます。とくに、医学の発展に寄与する重要な研究は英語で世界中に知らされます。その内容を十分に理解して記事にするには、まずは「**英語の壁**」があるのではないか、とわたしは考えています。

日本の新聞記者にとっては、医学研究に関する専門用語の壁の前に英語の壁が立ちはだかって、外国人研究者よりも、身近にいる日本人研究者のほうが取材しやすい傾向にあると見受けられるからです。

ほかの7カ国の新聞記者は、英語が母国語であること、または日常的に使いなれている環境にあるために、論文の理解はもとより、英語での取材が容易なのだと推察できます。

ただし、世界で行われる研究のうち、日本の機関による研究報告の占める割合がほんのわずかだということは、研究者なら誰もが認識していることです。しかし、日本の新聞が世界的に重要な医学情報を掲載しないことについては、あまり気づかれていないのではないでしょうか。

海外で議論沸騰となった論文も日本では…

世界には有名な医学論文がたくさんあります。その価値を数値で示す指標が、次のようにいくつかあります。

①論文が掲載された「**ジャーナル**」（自然科学・社会科学の学術雑誌）の「**インパクトファクター**（ＩＦ：Impact Factor）」……掲載された論文の被引用回数から計算される、そのジャーナルの影響力を表す指標

②「**論文の被引用回数**」……ほかの論文などに引用される数

③「**オルトメトリクス**（altmetrics）」……ネットニュースやブログ、ＳＮＳなどでどれぐらい参照、閲覧されたかを示すネット上の反響の指標

日本の場合、論文の著者グループに日本人が参加していると、日本の新聞に取り上げられる可能性は高まりますが、そうでなければ、世界的に有名で重要な医学論文であっても

無視される可能性が高まります。

ひとつの例として、京大とオックスフォード大学（イギリス）が共同で行った「**メタアナリシス（メタ解析）**」（集めてきた膨大なデータを統合して解析する研究。第七章で詳述）を紹介しましょう。

インパクトファクターが高い「**世界の医学ジャーナル・ビッグ4**」（第十章で詳述）に数えられる『**The Lancet（ランセット）**』に2018年、次の邦題の医学論文が掲載されました。わたしはこの論文の共著者です。

「大うつ病性障害の成人の急性期治療における21種類の抗うつ薬の有効性と受容性の比較：システマティックレビューとネットワーク　メタ解析[*2]」

2024年8月29日時点でこの研究の被引用回数は1191回、オルトメトリクスは5659回と、かなりの話題になっています。この論文が『ランセット』に掲載された後に、新聞データベースを自分で調べたところ、出版後の1カ月間で世界の新聞に45回も記事として掲載されました。

その反響とともに、「抗うつ薬は有効」「いや、そんな安易に決めるな、抗うつ薬は危険だ」などと世界中の医学界で賛否両論の批評や意見が出され、議論が交わされました。

一方、日本では朝日新聞と京都新聞に小さな記事が掲載されましたが、これはやはり、京都大学や日本人がかかわっていたから記事にしやすかったということであり、議論沸騰にはなりませんでした。

別のさまざまなテーマでも、これと似た規模の研究が世界中で行われています。しかし、それらが日本の新聞の記事になることはほとんどありません。もしこの研究に京都大学がかかわっておらず、オックスフォード大学だけが実施したものであれば、記事になったかどうかもわかりません。

結論として、医療分野の研究報告に関する記事において、日本の新聞と海外の新聞では、まず記者による情報選択の段階からこうした差があることを知っておきましょう。新聞で国内の機関の斬新な研究報告を読んだ場合でも、海外ではもっと進んでいるのだろうな、どんな研究があるのかな、と考えて興味を持つことは、ヘルスリテラシーを高めることにつながります。そして、英語の医学情報もネットで簡便に日本語で入手できることを利用し、調べてみるアクションは、さらに知の幅を広げる一歩となるでしょう。

翻訳ソフトで英語のハードルは越えられる

わたしは研究者として、日本人が日本語で得られる医学情報はほんの一部しかなく、英語の大海に泳ぎ出る必要があることを痛感しています。

ここでくれぐれも言っておきます。わたしは英語で論文を書いていますが、実のところ、英語が苦手です。そのため、翻訳ソフトを使って海外の情報を得るコツを探ってきました。いつも『DeepL 翻訳』や『Google 翻訳』などの翻訳ソフトに頼っています。それゆえに、これらのソフトの性能はここ数年でずいぶんと改善されていて、英語のハードルはいまや、翻訳ソフトの存在で簡単に越えられることを知っています。

医療情報を少し知りたいだけの場合でも、深く追求したい場合でも、また調べる必要がある場合でも、言うまでもなく、パソコンやスマホでは自動で瞬時に外国語が翻訳され、日本語で読むことができます。また、医学の専門用語のハードルが高いように思っても、ネットで検索をすると、大まかなイメージはつかめるでしょう。

シュノーケルをつけて海に泳ぎ出るように、翻訳ソフトを使って海外の情報にも触れてみてはどうでしょうか。必ず知りたい情報以上の価値ある発見があります。これから、そうした「適切に調べる具体的な方法」についても紹介していきます。

新聞に載った医療情報…20年後は有効か?

続いて、「アメリカとイギリスの新聞に掲載された医療情報のその後」について、わたしが著者となって２０２３年６月にイギリスの医学ジャーナル『BMJ Health & Care Informatics（ビー・エム・ジェイ ヘルス アンド ケア インフォマティクス）』に掲載された研究論文をもとに分析します。論文の邦題は「主要新聞に掲載された有望な臨床研究のその後の20年間の追跡研究[*3]」です。

新聞の医療・健康情報を読んだときに、「それ、本当!?」と思うことはありませんか。

実は、新聞は医療情報の臨床研究について記事にする際、「過剰な期待に基づき、結果を誤って伝えることがある」というケースが、これまでに複数の研究で指摘されています。

たとえば、世界の医学ジャーナル・ビッグ４（第十章）のひとつの『New England Journal of Medicine（ニューイングランド・ジャーナル・オブ・メディシン）』に２００９年、新しい抗がん剤が、一部の人には有効であるという治験の結果が掲載されました。そのとき、新聞はその内容を誇張して、「極めて有効な抗がん剤ができた」と報道しました[*4]。

また、注意欠如・多動症（ＡＤＨＤ）に関して、新聞に取り上げられて反響の大きかっ

図1　「主要40の医学ジャーナルの研究結果」が、アメリカ・イギリスの新聞で報道された記事の数

新聞	国	種類	記事の数
New York Times	アメリカ	高級紙	271
Washington Post	アメリカ	高級紙	301
Daily Telegraph	イギリス	高級紙	33
Times	イギリス	高級紙	209
USA Today	アメリカ	大衆紙	133
Daily News	アメリカ	大衆紙	72
Daily Mail	イギリス	大衆紙	182
Daily Mirror	イギリス	大衆紙	97

海外では、新聞の種類を「高級紙」と「大衆紙」と表現しています。
（＊3の医学論文より。田近改変）

た10本の研究結果を検証したところ、同等の結果が再現されたのは2本だけだった、という報告もあります[＊5]。

そこでわれわれの研究チームは、「20年前に新聞に掲載された医療情報は、その後、はたしてどうなったのか。治療法の有効性はどう変化したのか」を追跡しました。

まず、アメリカとイギリスの主要新聞8紙で2000年に報道された「主要40の医学ジャーナルの研究結果」の記事を1298本、集めました（図1）。

次にこれらの内容をすべてチェックして、何らかの病気の有効な治療法について述べている記事を100本選出し、その記事の根拠となった医学研究論文を見つけました。

さらに、それと同じ研究テーマで、その後の20年間で発表された「もっと**エビデンスレベル**（第七章参照）の高い論文」を探し、その治療法の有効性が確認されたかどうかについてチェックしました。すると、有効性が確認された論文の割合は68・6％で、31・4％は結果が否定（その治療法は有効でなかった）されていたことがわかりました。

「情報源が明記されている研究結果」の場合は？

結果的に、「20年後も治療法の有効性が確認された論文が70％弱」というのは、決して良い数字とは言えませんが、想定ほど悪い数字でもありませんでした。

というのは、主要ジャーナルに掲載された研究結果も、その後長期にわたって追跡すると、かなりの割合で結果が否定されることがわかっているからです。*6・7

今回は新聞記事に掲載された論文を調べているので、否定される割合がもっと高いかと思っていたら、意外にそうでもなかったのです。

そして、それはなぜかと考察しました。医療・健康関連の新聞記事を調べてみると、そもそも、「その根拠となる研究機関などが特定できない」ものがいくつもあります。根拠となる研究機関が特定できなければ、その情報を追跡することもできません。

そのため、「情報の出どころを明記していると考えられる世界の主要40ジャーナルの研究結果」に限定して、新聞記事を検索しました。すなわち、「ジャーナル名が判明していて、情報の出どころが特定できる記事」を対象にしたことになります。

これは、「研究に関する情報の出どころが明記されている記事であれば、その70％は研究結果がくつがえることはない」ことを意味します。

一方で、情報源が明確な記事でもその30％は結果が否定される状況なので、情報源が明確ではない新聞記事についてはなおさら、それ以上に結果がくつがえることが想定されます。ましてや、ネット上における情報源が記載されていない記事については言うまでもないでしょう。

紹介した研究は、アメリカとイギリスの新聞に掲載された医学情報を対象としています。しかしながらこうした現状から、日本の新聞紙上の医療・健康情報の読みかたとして、

・必ず、情報の出どころ（研究機関などの情報源）を確認する。出どころが明記されていない、あるいはよくわからない場合はその情報は信頼しない。

・掲載されている情報のすべてが真実で、また、その後何年も有効であるとはいえない。

これらを認識しておく必要があることがわかります。

第二章　五月病、ＨＳＰ、カサンドラ症候群、自律神経失調症

…それは病気なのか？

精神科での診察の際に患者さんから、「五月病かも。会社に行けないんです」「僕はＨＳＰです。薬はありますか」「カサンドラ症候群という病気をネットで見つけました。わたしそれかも」「内科で自律神経失調症と診断されました。なんだか納得がいかずにつらい」といった悩みの声を聞くことがあります。

自分では病気だと思い込んでいても、実は別の病気のひとつの症状であることや、よく聞くことばでも医学的な病名ではない場合があります。

ここでは主に、精神科領域で「五月病」「ＨＳＰ」「カサンドラ症候群」「自律神経失調症」といった質問が多い用語について、医療の現場での考えを述べます。

「五月病」は病名ではなく俗称

結論から言うと、**五月病、ＨＳＰ、カサンドラ症候群、自律神経失調症**は、どれも病名ではありません。

まず、「五月病」とはよく知られるように、春の大型連休明けに、「学校や職場に行く意欲がわかない」「気分が落ち込む」「不安がつのる」「食欲がない」「体がとてもだるい」「なかなか眠れない」といったメンタルの不調の総称として用いられます。

１９６０年代後半に流行語となったとされ、そのころは、受験を終えた新入学の大学生や、クラス替えなどで環境が変わった小中高生、また新社会人に特有のことと考えられていました。

実際には、中高年の場合でも会社での異動や昇進、家族らの状況など環境の変化によって同様の症状がみられることから、近年では年代や職業を問わずに広く一般に使われます。

また、5月の連休明けから徐々に気力が低下し、6月になってより症状が強くなってつらい、という人が増えていることから、「六月病」と呼ばれることもあるようです。

ただ、ここで伝えておきたいのは、「五月病や六月病は俗称であり、医学的な病名ではない」ということです。

連休が明けると、メディアでは盛んに「五月病に注意」という情報が発信されていますが、あたかも病名であるかのような表現もみられます。患者さんの中にも、五月病を病名だととらえている人が多いと感じています。

五月病は「5月の病気」ではない

学校や職場、家族、対人トラブルなど明確な原因と考えられるストレスがあり、それに起因して先述の症状のように無気力や気分の落ち込み、食欲不振、不眠などがあり、日常生活に支障がある場合、医学的には「**適応障害**」に該当します。その場合、原因がなくなれば症状は改善することが多いです。

また、明確な原因の有無にかかわらず、そうした症状が2週間以上にわたってほぼ一日中続く場合は、「**うつ病**」のケースもあります。

ただこの五月病、毎年連休中からニュースになり社会問題化していますが、これまで大規模なデータに基づいて、正確にこの時期にメンタル不調のケースが増えるということを証明した研究は、わたしの知る限りではありませんでした。

しかし、2023年に名古屋市立大学精神医学教室の白石直講師が発表した論文で、その存在が明らかになりました。わたしも共著者です。研究の概要はこうです[*1]。

2019年から2021年の日本の大学生1626人のうつ症状の推移を調べました。新型コロナウイルスが蔓延《まんえん》した時期と重なるため、この研究の当初の目的は、緊急事態宣言が発令された時期に大学生のメンタルヘルスが悪化したかどうかを調べることでした。

結果的には、緊急事態宣言の影響は明らかではなく、それよりも新学年が始まった春先にうつ状態が強くなっていました。

このことから、たしかに「大学生にとって、5月を含む春先は要注意」といえることがわかりました。

ただし5月と言わずとも、年末年始や夏休み、秋の連休の後、毎週月曜日などに、学校に行くのが面倒になる、ああしんどい、もっと寝ていたいと思うことは誰にでもあることです。この研究では、そうした細部の解析はしていません。ただ、誤解のないように伝えておきたいのは、こういった時期にメンタルヘルスがいつもより良くないとしても、その状態が必ずしもうつ病や適応障害などの「病気」を意味するものではないのです。

メンタルの状態が一時的に不調であっても、いつしか休み前の状態に気力が戻っている場合は、とくに心配する必要はありません。いわゆる「日常的な気分の変動」であり、誰もが経験する正常な反応です。

五月病に関してわたしがもっとも伝えたいのは次のことです。

春先は大学生にとって友人関係が変わったり、進路などの人生の決断を迫られたり、希望とともに失望も経験したりと、そもそもメンタルの不調をきたしやすい時期です。そのため、調子を崩す学生が増えます。しかし裏を返せば、春先でなくてもそういった状況に追い込まれた場合は、どの時期であろうとも、メンタルに不調をきたす可能性はあるということです。

また、この研究はあくまで大学生だけを対象としており、この結果がほかの世代にも当てはまるかどうかはわかりません。社会人においても、春先は就職や転職、また人事異動などの変化が比較的多い時期なので、注意すべきだとは言えるでしょう。ただこの場合ももちろん、5月でなくてもいつの時期にも起こり得ることです。

そもそも、適応障害やうつ病は、花粉症やインフルエンザのように季節性の病気ではありません。実際、精神科の外来診療をしていると、どの時期にもうつ病や適応障害の患者さんは受診されます。臨床での実感としては、季節的な差はありません。メンタル不調の時期という視点で重要なのは、「5月だから注意する」のではなく、「生活の変化があってストレスを感じているときは注意する」ということです。

時期を問わず、メンタルがつらいと思われる症状が目安として2週間以上続く場合は、精神科か心療内科を受診しましょう。適応障害やうつ病、またほかの病気ではないかなどを診断します。

「HSP」とは特性を表すことば

次に、数年前からメディアで見聞きするようになった「HSP」について考えます。

HSPとは「Highly Sensitive Person」の略で、直訳すると「非常に敏感な人」となります。アメリカの心理学者のエレイン・N・アーロン博士が提唱した心理学的概念であるといわれ、さまざまな事象への感受性が強い性質を生まれ持った人を示すとされています。

その特性は、一般にほかの人が感じないような刺激に過剰に反応する、感情の反応が強い、音・光・においなどの刺激に敏感であるなどで、興奮による疲れが激しいといったことです。

HSPとはその人の特性を表すことばであり、病名や病気を示す用語ではありません。

ＨＳＰということばが知られるようになった背景には、著名人がＳＮＳやメディアで発言したり、悩む人たちのコミュニティがネット上で広まったりしたことがあるようです。

「自分はＨＳＰだ」と言って医療機関を受診された場合、そのこと自体が治療の対象にはなりませんが、背後にうつ病や適応障害などの病気が隠れているケースはあります。

冒頭で紹介した「僕はＨＳＰです。薬はありますか」という質問の場合は、医師はまず、メンタルと体の両面から病気ではないかを診断することになります。

刺激に敏感な性質や体質というと、誰しも「自分はそういう面がある」と思うのではないでしょうか。とくに、人間関係など何らかの悩みごとがあるときや体のどこかが不調なときには、周囲の人の言動や社会のできごとに過敏に反応し、同じ悩みの人に強く共感したり、音や光、においにも敏感になったりすることはあるでしょう。

もし、ストレスから対人関係に過敏になり、自分はＨＳＰだと悩んでいる場合、そのストレスが軽減すると、対人関係の敏感さも気にならなくなるかもしれません。

「カサンドラ症候群」でつらいときは

近ごろ、患者さんから耳にすることばのひとつに、「カサンドラ症候群」があります。

たとえば、「わたしはカサンドラ症候群です。とても憂うつで将来には不安しかない」「カサンドラ症候群かもしれません。受診してはだめですか」といった声です。

カサンドラ症候群とは、発達障害のひとつである「アスペルガー症候群※」のパートナーや家族など、身近な人とのコミュニケーションが原因でストレスが積み重なり、心身に多様な不調が表れることをいいます。カサンドラはギリシャ神話に登場するトロイの王女の名で、神の呪いで苦しんだ境遇になぞらえてその名が付けられたといわれます。

カサンドラ症候群も、病名や病気ではありません。しかし、パートナーや家族などへの対応の方法について知識を得たり、専門機関に相談したりすることは重要でしょう。

また、五月病やＨＳＰと同様に、そのことで悩んで心身の不調が長引き、日常生活に差し支える場合は、適応障害やうつ病といったメンタルの病気の可能性もあります。

※アスペルガー症候群は現在（２０１３年のアメリカ精神医学会の診断基準『ＤＳＭ-５』の発表以降）、「自閉スペクトラム症（ＡＳＤ：Autism Spectrum Disorder）」のひとつに分類されています。

「自律神経失調症」は状態の総称

ヒトの体には、「交感神経（主に興奮しているときに働く神経）」と「副交感神経（主に穏やかな気分のときに働く神経）」という2つの自律神経系があります。それらが互いにバランスを取り合って、心拍や血圧、消化、代謝、発汗などの生命活動を調整しています。

「自律神経失調症」とは、この2つの自律神経のどちらかが過度に優位になって、互いのバランスが崩れている「状態」の総称であり、病名ではありません。

具体的な不調は、疲労感、頭痛、肩こり、腰痛、めまい、耳鳴り、動悸《どうき》、息切れ、下痢、便秘、腹痛、胃痛、吐き気、しびれ、多汗、頻尿など、個人によって多岐にわたります。

自律神経の不調はさまざまな病気に伴います。たとえば、うつ病の際にも、頭痛や肩こり、胃痛などの自律神経症状が見られます。また、何らかの身体的な病気に伴って、これらの複数の症状が表れることもあります。

病名ではないと聞くと、単なる疲れだろうと自己判断をしてがまんする人もいますが、後になって重篤な病気が発見されるケースも現実に多いのです。不調が続くなあ、と思う場合は早めに、不調の部位から判断した診療科を受診しましょう。診察や検査の結果次第で、適切な診療科を紹介されるでしょう。

高額治療やカウンセリングビジネスに注意

医学的に病名ではないことばが社会に広く知られるようになり、ひとり歩きすることは古今東西、ありがちな現象といえます。ただ、現在のネット社会では情報の拡散スピードが非常に速く、それに比例するように医療情報の内容が変化していき、病気の本質が誤って伝わりやすいことから問題が生じています。

五月病、ＨＳＰ、カサンドラ症候群はメンタルの不調に、また、自律神経失調症は心身の不調に基づくことばですが、その本質的な意味、概念は適切に伝わっているでしょうか。「このつらさは病気の症状なのか」と迷うことはとても多いと思われます。迷って不安なとき、ネットなどで見つけた、実は不適切であるにもかかわらず刺激的な意見や情報に注目してしまうことがあるかもしれません。

ネット、テレビ番組、雑誌などには、「あなたは○○○○（病名や症状が入っている）かも」というようなチェックリストや、克服の方法といった情報があふれています。そのリストや克服法は、医学的なエビデンスに基づいた確かな内容なのでしょうか。

「病気や病名ではないのだから、メディアや企業、団体、個人がどのように表現しようと自由だ」という考えや、自分好みの刺激的な情報を鵜呑《うの》みにし、それを拡散するといった行為はたいへん危険です。弱気になっているときにこういったチェックリストを試してみると、ほとんどの項目が自分に当てはまるように感じられるかもしれません（しかし、実際にはそんなことはありません。誰にでもある心理効果が働いているのです。それについては第十一章で詳述します）。

流行していることばを用いたり、人の不安をあおる表現を使ったりして、自由診療で高額な費用をとるクリニックや、専門家ではない人によるカウンセリングといったビジネスも急増していると聞きます。

また、チェックリストの結果から、あなたはこうだと、あたかも不健康だという表現で高額な健康グッズや食品の購入に誘導している場合もあるでしょう。具体的な事例は第四章・第五章で紹介しますが、これらは社会問題に発展しています。

くり返し述べますが、つらい不調が続く場合、何らかの病気が隠れている可能性があります。ここで紹介したように、病名ではないけれど、健康を害しているような意味合いのことばに接する際には、自らのヘルスリテラシーが重要な役割を果たすでしょう。

第三章　「うつ病の再発率が60％」は本当か
…3つの観点で読み解く

医療に関する情報の多くには、統計から得られたデータや数値が用いられています。ただ、それらの「読み取りかた」は読者に委ねられます。たとえ詳しく説明がなされている場合でも、その情報を適切に読み取るには、情報のとらえかたに自分の思い込みや偏り（「認知バイアス」といいます。第十一章で詳述）がないか、自分の考えに合致した情報だけを選んでいないかといったことが試されます。

「死亡率が3倍に！」といっても…

医療に関する記事で、たとえば、「この薬を10年間飲み続けていると死亡率が3倍に！」という記述があった場合、何やら危険な薬では、と思いませんか。

そこでデータを調べてみると、「0・01％から0・03％に上がる。つまり1万人中の1人が3人に増加したという結果だった」とします。この場合、死亡率が3倍に増えたことに間違いはありませんが、実数で考えると、増えたのは1万人中2人ということになります。

この数値を多いとみるか、少ないとみるか、その価値を判断するのは読者次第です。実際に服薬するか、また継続するかを選択するにあたっては、自分にとってのメリットとデメリットを考えるでしょう。しかし、記事の見出しの表現次第では、このようにメリットやデメリットを過大にとらえてしまう場合があります。

したがって、「その数値の根拠は何なのか」を知ることが情報の解釈に重要となります。

うつ病の再発率が60％といわれる根拠は?

ここで、実際に一般の方から問い合わせがあった、うつ病の再発に関しての「不十分、不正確な医療情報による数値の誤解」について説明した事例を紹介します。この一般の方をAさんと呼びます。Aさんとはリモートで直接お話をし、メールでのやりとりもくり返して本書に記すことの承諾を得ています。

Aさんは、関西医科大学・精神神経科教授の加藤正樹医師を中心にわたしも共著者となった英語論文を読まれて、メールで問い合わせてこられました。論文の邦題は「うつ病における抗うつ薬による寛解後の抗うつ薬の中止：システマティックレビューとメタ解析（＊1・2）」です。その内容は、症状が改善したうつ病の人に、抗うつ薬をいつまで続ければいいのか。継続する場合と中止する場合で再発率はどれぐらい違うのかを比較したものです。

Aさんのパートナーは激務の末にうつ病を発症されました。通院して治療を始めたところ、幸い、1年弱の薬物療法と休職により、復職できる状態にまで回復したということでした。

ただ、再発を心配されたAさんがネットなどでさまざまな情報を調べてみると、「どの情報にも、『うつ病は再発率が60％と高いため、維持治療が重要』とありました。60％の再発は避けられないのかと、大きな不安を感じるに至りました」ということ、また、「保健所の相談窓口に問い合わせても、維持治療の効果を説明するデータを持っていないとの回答で、クリニック・病院に尋ねることを勧められました」とのことでした。

そこで、「わらにもすがる思いで英文の医学論文まで調べるうちに、（前述のわたしたちが著した）論文にたどりつきました」と言われます。

その数値は知りたいことを正確に表しているか

Aさんは、この論文を読んで、

「適正な維持治療により、再燃・再発率を20％まで抑え込むことができること、また、寛解から6カ月間が維持治療のもっとも重要な時期であることも理解ができて、前向きな気持ちになりました」と話します。

そして、その論文は権威あるジャーナルに掲載されていたこと、執筆者が日本人だということに驚き、わざわざ感謝のメールを加藤医師に送ってこられたのです。正確な情報を求めて英語論文を検索し、執筆者に問い合わせをされたAさんの真剣なお気持ちに敬意を表します。

このAさんとのやりとりの中で、一般の方がネットなどで医療情報に接するときに抱く疑問について、重要なポイントがいくつかあると痛感しました。

ネットで「うつ病」「再発率」と検索すると、実際に現在、厚生労働省（以下、厚労省）の公式サイトをはじめとして、さまざまな医療情報サイトで60％という数値がヒットします。

そのように具体的な数値を複数の情報で示されると、それがすべてであるようにとらえられがちです。その数値によっては、Aさんのように、せっかく治療をして回復したのに60％もの人が再発するのか……と目の前が真っ暗になることもあるでしょう。

実のところわれわれの研究では、前述のとおり、適切な維持治療により「うつ病の再発率」を6カ月間で20％にまで抑えることができるという結果になったのです。

医療情報に限りませんが、数値を解釈するうえで注意すべきポイントが3つあります。次にひとつずつ考えましょう。

①野球の「打率」は「打割合」と表現するのが正解

「率」と「割合」ということばについて、日常でその違いを意識することはほとんどないでしょう。英語では、率は rate、割合は proportion ですが、英語でも混同して使われています。

しかし、この両者の意味は異なるため、医療情報の研究報告などでは明確に区別する必要があります。

まず、「**割合とは、ある時点で全体の中のどれくらいを占めているか**」を表します。一方、「**率とは、一定期間内にどれくらい発生するか**」を表すものです。

この違いを**混乱させている代表例が、野球の「打率」**です。打率とは単純に、ある時点での全打席中のヒットを打った数なので、**本来は「打割合」と表現するべき**です。

もし正確に「打率」を表そうとするなら、ある打者が「1試合で何本ヒットを打つか」、あるいは「10試合で何本ヒットを打つか」など、単位試合数を設定しないとなりません。しかし周知のように、打率にそんな指標はありません。

また、医療情報ではよく、「有病率」ということばを耳にします。これは「ある集団内でどれくらいの割合の人がその病気か」を表していて、これも正確には「有病割合」と表現するべきなのです。医学の講義などでは最近、正確な表現を用いようと、**有病率ではなく有病割合と表現する**ようになっています。

一方、「発生率」「再発率」「罹患《りかん》率」「離婚率」など、正確に「率」で表現するべき指標の場合、必ずどの時間単位で観察しているかを示す必要があります。

たとえば、ある集団の中で毎日1人ずつ発生する病気があったとします。この場合、1日単位でみるなら1人発生、1週間単位では7人発生、1カ月単位なら30人発生……というふうに、単位時間を長くすると発生する人数は増えていきます。

しかし当然ながら、これらはどれも同じことを意味しています。その点を察することが、情報の真意を読み取るポイントのひとつです。

そこで、うつ病の再発率は60％だと聞いた際、まず確認しないといけないのは、追跡した「**期間は？**」という情報です。うつ病が改善した後に、1日で60％が再発するのか？それとも1週間で60％が再発するのか？　あるいは1年で？　それとも5年で？

追跡期間がどのくらいかによって、再発のリスクの重大性は違ってきます。

うつ病の再発率が60％という情報について過去の研究論文を調べてみると、それは症状改善後5年を追跡した時点での数値であることがわかりました。*3・4
すなわち、うつ病が改善した後に、すぐに60％の人が再発するわけでは決してなく、5年間追跡すると60％になるという結果でした。

そしてこの研究を詳しく見ていくと、1年めに限ると再発率は21％〜37％と報告されています。たしかに1年めはそれなりに高いですが、5年間の合計が60％になるということは、2年め以降の再発のリスクは下がることを意味します。

また、症状が改善してからの約半年間、抗うつ薬を継続することによって、再発率は約

40％から20％に半減することがわかりました。

こうしたことから、うつ病の再発率について、決して悲観的になる必要はありません。うつ病が改善して間もない時期は再発に十分注意する必要がありますが、観察期間が長くなるにつれて、再発のリスクは徐々に低下していくと考えられるのです。

②再発の基準は？

再発の割合について調べる場合、いったん症状が改善した人の経過を追っていき、どこかの時点で再発の医学的基準を満たした人を「再発」とします。

再発かどうかの基準は、うつ病の医学的評価尺度の得点が一定の値を超えたときや、世界的な基準とされる『ＤＳＭ』（アメリカ精神医学会発行『精神障害の診断と統計マニュアル』Diagnostic and Statistical Manual of Mental Disorders）のうつ病の診断基準を満たしたときなどです。

この基準をゆるくすると、再発者の割合は増加し、基準を重症のレベルにまで高くするとその割合は減少します。

先述のうつ病の再発率に関する論文では、その一般的な基準が使われているので、この点は問題ありません。医学論文として発表されている研究ではこの点をクリアしているケースが多いのですが、どういった基準を用いているかは重要なので、われわれは普段からチェックしています。

もしネットのニュースなどで個人の体験から「再発が増えています」とか、「悪化する人が増えています」などの表現を目にしたら、その「再発」や「悪化」の基準、あるいは定義は何なのかに注目し、可能であれば確認しましょう。その確認のために、医学論文にアクセスする方法については、第十章で紹介します。

③「信頼区間」は?

仮に再発の割合が60%だとします。

(A) 10人追跡して6人再発したから60%である
(B) 1000人追跡して600人再発したから60%である

この2通りの計算式があった場合、結果の信頼性が高いのはどちらでしょうか。当然②

の、追跡者数が多いほうが信頼性は高くなります。

追跡者数が10人と小規模の場合、たまたま再発者がかたまって発生した、あるいは、たまたま再発者が含まれなかったというように、偶然の影響を受けやすくなります。

もし、世界中のうつ病の患者全員を追跡できたなら、真の再発者数を知ることが可能でしょう。しかし現実には不可能なので、研究では一部の人を選んで追跡調査を行います。

このとき、実際に追跡調査をする集団のことを「**標本集団**」といい、その背後にあるうつ病患者全体の集団のことを「**母集団**」といいます。

母集団の結果については知り得ないため、標本集団から母集団の状態を推定するわけです。その信頼性の指標として、「**信頼区間**（ＣＩ：Confidence Interval）」というものを統計学的に計算します。

少し専門的になりますが、統計学的には「**95％信頼区間**」がよく用いられます。これは、「１００回同じことをくり返した場合、そのうち95回はどのくらいの範囲に入ってくるか」を推定したものです。後述しますが、求めるための計算式があります。

たとえば、（Ａ）の10人規模の研究を１００回くり返した場合、計算によると、95％信頼区間は31％～83％とかなり広くなります。このことは、10人中の再発者が３・１人から

8・3人まで広い範囲の値をとることを意味し、60％（すなわち6人）とはかなり違う値になる可能性があります。

では、（B）の1000人規模の研究を100回くり返した場合はどうでしょうか。計算してみると、95％信頼区間は57％～63％と狭くなります。1000人中の再発者が570人から630人までの範囲に入り、60％（すなわち600人）に近くなりました。

小規模の研究から導かれる結果は偶然のばらつきが多く、信頼区間の幅が広くなります。一方、大規模の研究から導かれる信頼区間は狭くなります。**信頼区間の幅が狭いということは、それだけ真実の値に近い**ことを意味します。

この信頼区間を求める計算は少し複雑ですが、「割合（比率）の信頼区間」などとネット上で検索すると、自動的に計算してくれるサイトがいくつも見つかりますので、興味のある方は試してみてください。

センセーショナルな表現は疑ってみる

テレビや雑誌、ネットニュースなどでは、病気の発症や再発、あるいは治療の効果などの率や割合を示すにあたり、センセーショナルに、大げさに、恐怖感や危機感、または希望をあおる表現が非常に多くみられます。そのような情報が気になるとき、これまでに挙げた3つの観点で冷静に考えてみてください。まとめると次のようになります。

①その数値は「率」なのか、「割合」なのか。もし「率」なら、その時間単位はどのように設定されているのか。
②そのできごとの「基準」や「定義」が示されているか。独自の基準を使って過大に、センセーショナルな表現になっていないか。
③何人の規模の研究から結果を述べているのか。小規模のデータに基づいたものではないか。

もし数値の読み取りが苦手であっても、情報に接しているときに「大げさな表現だなあ」と直感した場合は、これらのポイントが明記されているかを確認してください。

第四章　医療広告に「体験談」「回数無制限」「施術前後の写真」は禁止

前章までみてきた新聞記事やうつ病の再発率に関する情報は、内容や表現に偏りなどがあったとしても、悪意を持って伝えているわけではないでしょう。では、われわれが日常的に見聞きしている医療に関する「広告」の表現はどうでしょうか。

「クリニックのウェブサイトに、この薬は薄毛に即効性があり、1カ月1万円～と書いてあったので行ってみたら、年間では150万円になる高額の治療費を提示された」「医師がオンラインの自由診療で通販する『やせ薬』を2年飲んでいる。医師の処方なので副作用は大丈夫ですよね」といった声は後を絶ちません。

医療や健康に関する広告には、利益最優先などの意図、悪意を持つ情報が入る余地があるため、患者さんや消費者を保護する観点から、法律に基づいたさまざまな規制がありま す。本章では、厚労省が作成した「医療広告ガイドライン」をもとに、現時点での最新版

（後述）を参照に、広告禁止の表現の事例を挙げ、一般の人を勘違いさせやすい、不適正な表現を具体的に述べていきます。

ようやくウェブサイトも広告規制の対象になった

日本には１９４８（昭和23）年に施行された、厚労省が管轄する「**医療法**」という法律があります。[*1] 一般にはあまり知られていないようですが、病院、診療所、介護老人保健施設、調剤薬局などがどういう機関であるか、それらの開設、管理、監督の方法などを定めています。

その医療法では、医療機関による広告の方法、内容、表現について、患者さんや利用者の安全と保護のために、「虚偽または誇大等の表示を禁止、是正命令や罰則等の対象とすること」といった規制があります。

同法の成立時から、パンフレット、チラシ、看板、新聞、雑誌、放送などに掲出する広告では、医療機関が表記可能な項目の規制がありました。ただし古い時代に制定されたため、ウェブサイトに関しては長く規制がなく、医療機関が自由に記述していたのです。しかし、２０１８年に医療法の一部改正が施行され、ようやく**ウェブサイトによる情報提供**

も規制の対象となりました。閲覧した人を誘引することを目的としたメルマガやブログ、SNSも同様です。

また、「広告規制の対象範囲が単なる『広告』から『広告その他の医療を受ける者を誘引するための手段としての表示』へと変更」されました。その背景について厚労省は、美容医療に関する相談件数が増大したことがあると発表しています。

そこで、ウェブサイトの適切なありかたについて厚労省は、「医業若《も》しくは歯科医業又は病院若しくは診療所に関する広告等に関する指針（**医療広告ガイドライン**）」（以下同。現時点での最新版は2024年3月改正）および「**医療広告ガイドラインに関するQ&A**」（同）を作成、公表しています。

さらに同省は、「実際に医療広告規制への抵触が認められた事例や、医療広告規制の内容の周知が必要と考えられた事例等をもとに」（発表資料より引用）、「**医療広告規制におけるウェブサイト等の事例解説書**」を2021年7月に作成、現時点では2024年3月の一部改訂・第4版が公表されています。その第4版はネット上で閲覧することができますが、頻繁に改正されるので、今後も必ず最新版を参照してください。また本書ではPDFファイルの場合はリンク先を提示していませんが、右記の用語で検索すれば官公庁発表の資料（PDF）がヒットします。

これらにより、医療機関によるウェブサイトでの広告は、禁止事項に違反するような表示や表現があれば、行政による立ち入り検査や是正命令、また罰則の対象となります。

ただ、こうした法的規制があるにもかかわらず、違反となる表現や違反ギリギリの言い回しであたかも規制を逃れようとしている記述が見受けられます。心身の症状に悩む人の助けになりたいというような表現を使い、閲覧者に真実だと思わせようとする、あるいはにおわせる広告には重々注意をしてください。

禁止されている広告内容

医療広告ガイドラインなどは誰もがネット上で閲覧できると言いましたが、読んでみると、一般の人向けではなく、医療機関や広告代理店など広告を作成して発信する側のための手引書ということがわかります。「こういう広告をしてはいけない」という説明書になっています。

ただ、これらは平易な文で読みやすく、一般の人が医療機関の広告に対して疑問を覚えたときの参考になるだろうと考えます。

医療法での「禁止の対象となる広告の内容」で知っておきたいのは、次の項目です。

①虚偽広告
②比較優良広告
③誇大広告
④公序良俗に反する内容の広告
⑤広告可能事項以外の広告
⑥患者等の主観に基づく体験談
⑦治療等の前、または後の写真

そして、これらの適用となる対象は、ウェブサイトをはじめ、ダイレクトメール、Eメール、新聞、雑誌、放送、チラシ、パンフレット、ポスター、看板、不特定多数の者への説明会、相談会、キャッチセールス等において使用するスライド、ビデオまたは口頭で行われる演述によるものなど、各種の媒体です。

また、医療広告の規制の対象者には、「**医師、歯科医師、医療機関だけではなく、マス**

コミ、広告代理店、アフィリエイター（成果報酬型広告によって収入を得ている人）、**患者、一般人など**」も含まれます。

次に、それぞれの項目に関して禁止されているキャッチコピーや文章の具体例（主に同事例解説書と医療広告ガイドラインより引用、もしくは一部改変）と、その理由を簡潔に書き添えます。なお、★印の項目は、「医療広告規制におけるウェブサイト等の事例解説書」の第3版と第4版にて新規作成されたものです。その後に2024年3月に改正されたポイントについて挙げます。

①虚偽広告の例

示された内容が虚偽である広告は禁止。

●「どんなに難しい手術でも必ず成功させます！」「絶対安全な治療」

医学上、あり得ない内容の表現は虚偽広告として禁止。

●「即日インプラント治療　1日で全ての治療が終了します。」

治療後も定期的な処置等が必要であるのに、全治療が1日で終了するかのような表現は

図2　加工や修正をした施術前と施術後の写真等の掲載は「虚偽広告」として禁止の例

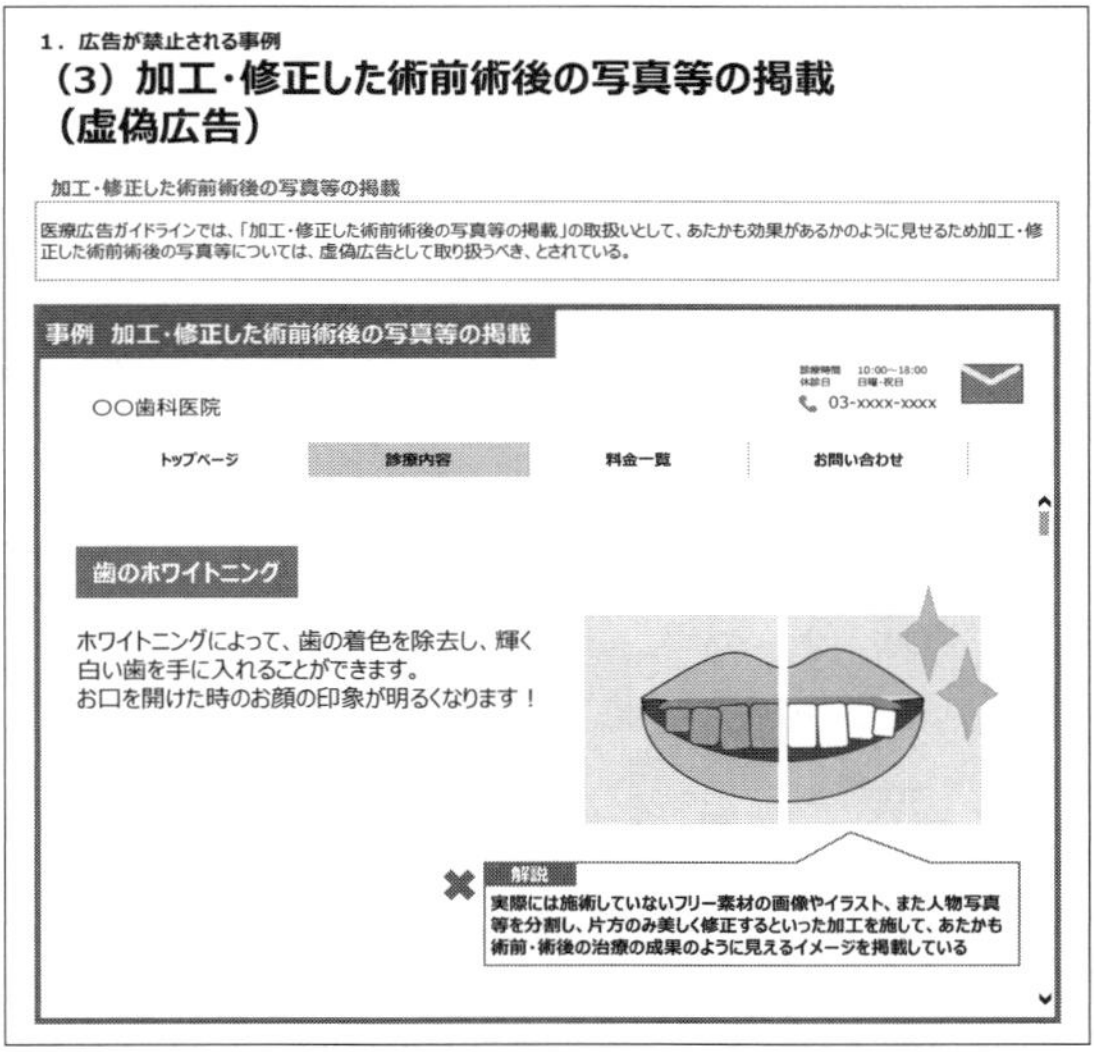

『医療広告規制におけるウェブサイト等の事例解説書（第4版）』より。図3・図4も同。
この項目（図2）は第3版で新規作成されています。

禁止。

●「医療脱毛　患者様満足度99%」

「当院におけるHARG療法の発毛率は99%です。」

「当院のインプラント手術の成功率は97・5%」

データの根拠を明示せずに「患者さんの満足度」と示すこと、また、治療の効果について、根拠を明示せずにそのクリニックのデータのみを示すことは禁止。

★加工・修正した術前術後

の写真等の掲載

解説書では、事例（前ページ図2）として歯のホワイトニングを取り上げ、「実際には施術していないフリー素材の画像やイラスト、また人物写真等を分割し、片方のみ美しく修正するといった加工を施して、あたかも術前・術後の治療の成果のように見えるイメージを掲載している」と、虚偽広告に分類している。

②比較優良広告の例

他院と比較して、自院が優良であるという表現は、客観的事実であっても禁止。

●「〇〇がんの治療では、日本有数の実績を有する病院です。」
「当院は県内一の医師数を誇ります。」

「本グループは全国に展開し、最高の医療を広く国民に提供しております。」

「日本一」「No.1」「最高」などの最上級や、優秀性について著しく誤認を与える表現は、客観的な事実であったとしても禁止。

●「〇〇県で同じ治療の△△医院や▽▽クリニックより安く受診できます。」

「当院は美容外科手術における脂肪吸引術の件数において日本一の実績を有しています！」

他の医療機関と比較して、自身の医療機関の優良性を示す表現は禁止。

●「芸能プロダクションと提携しています。」

「患者のプロサッカー選手の○○さんも△△医師を推薦！」

著名人との関連性を強調する表現は禁止。

③誇大広告の例

一般人が認識する「印象」や「期待感」と、実際の内容に相違がある表現は禁止。

●文字の大きさや色で、「当院は厚労省により○○年△月に施行された『医療広告ガイドライン』を遵守したサイトを作成しております。」と過剰に強調する。

医療広告ガイドラインを遵守していることは当然のことであり、特段に強調すべきことではないため、その文章を文字の大きさや色などで強調することは認められない。さらに、あたかも制度として行政機関が認証を与えていると誤認させる表現も禁止。

図3　医療の内容について人を誤認させる表現は「誇大広告」として禁止の例

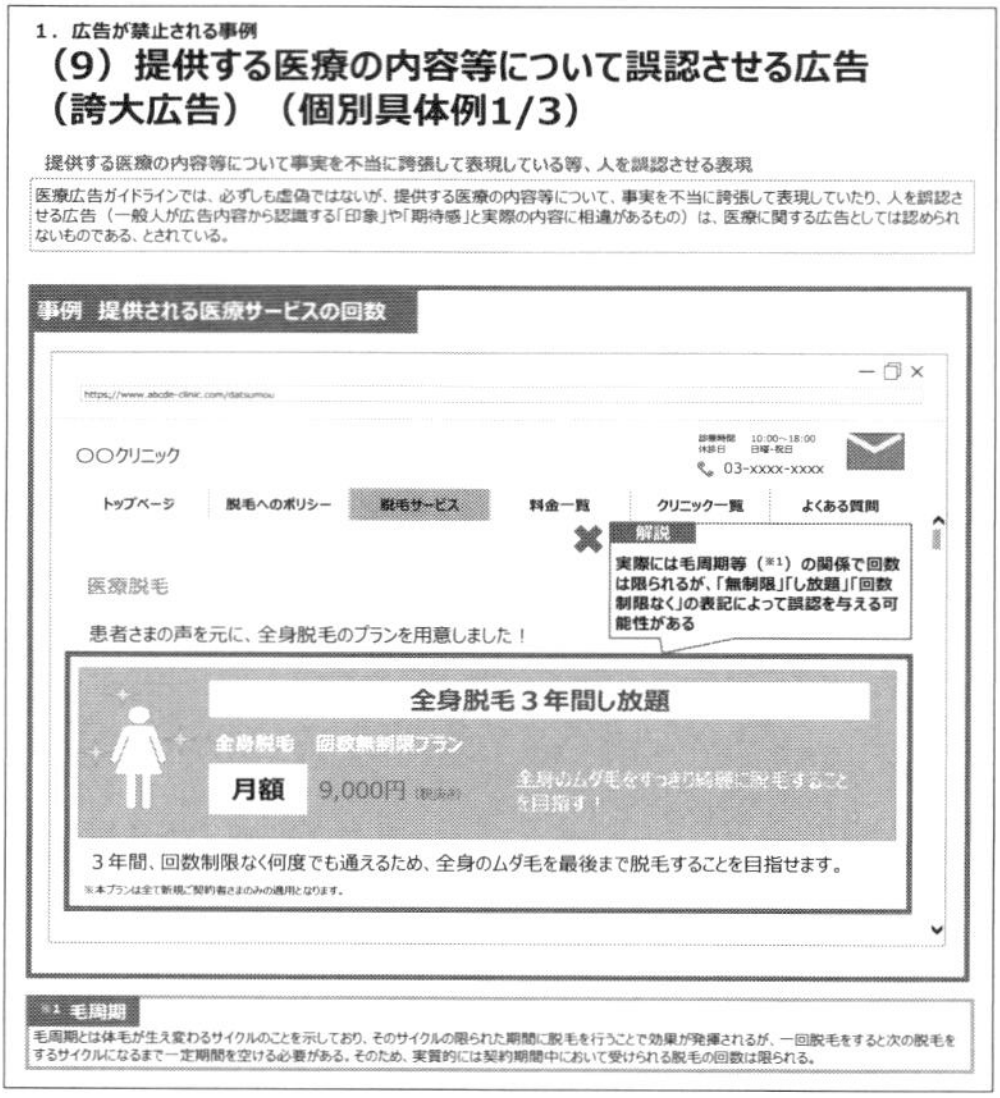

わたし（田近）の周囲の一般の人の関心が高かった違反事例です。

●医療機関の名称に「△△センター」や「○○歯科▽▽センター」と表記。「センター」という標榜《ひょうぼう》が可能な例（救命救急センター、休日夜間急患センター、総合周産期母子医療センターなど）をのぞき、「センター」という名称を使用、あるいは併記して使用することは禁止。

★「全身脱毛3年間し放題」「顔面の○○術1カ所○○円」

たとえば自由診療における

る費用について、脱毛では実際には毛周期等の関係で回数は限られるが、「無制限」「し放題」「回数制限なく」の表記は受診者に誤認を与えるため禁止（図3）。また、1カ所の施術が1万円であっても、実際には5カ所以上同時に実施したときの費用であり、それについて小さな文字で注釈が付されていたとしても誤認を与えるため禁止。

★「最先端の医療！　最先端の医療機器○○を使用することで、代謝の活性化を促進し、痩身効果を期待することができます。」

自院が提供する医療や、特定の治療法、医療機器が「最適」や「最先端」である旨を記載するのは禁止。

●「ストレスを感じている方にはがんのリスクがあります」

「○○療法で期待できることは？　悪性腫瘍の治療　ウイルス性疾患の治療　アンチエイジング」

科学的な根拠が乏しい情報であるにもかかわらず、特定の症状に関するリスクを強調することにより、自院への受診を誘導する、また、特定の手術や処置等の有効性を強調して手術などの実施へ誘導する表現は禁止。

★「かかりつけ歯科機能強化型診療所として、厚生労働省に認定されました！」

実際には施設基準を満たしていることを届け出ているだけであるにもかかわらず、厚労省などの行政機関から、あたかも特別な認定やお墨付きを得ていると誤認させるような表現は禁止。

●「当院では、○○手術と××手術の実績はのべ1500件を超えています!」

この件数はどれだけの期間に実施された手術の数なのかが不明。この場合、当該手術件数にかかる期間を併記する必要がある。また、たとえば10年間や20年間といった長期間の合計件数のみを記載するなど、誤認を与える表現は禁止。

④公序良俗に反する内容の広告

これに関しては現在の事例解説書には特段の解説項目はありませんが、医療広告ガイドラインには、医療法の規定を引用したうえで、「わいせつ若しくは残虐な図画や映像又は差別を助長する表現等を使用した広告など、公序良俗に反する内容の広告を意味するものであり、医療広告としては認められない」と記されています。

⑤広告可能事項以外の広告の例

医療法などによって広告可能とされている事項（たとえば、医師又は歯科医師であること・診療科名・名称、電話番号、住所、管理者の氏名・診療日や診療時間、予約による診療の実施の有無ほか、13項目）以外のことは、広告ができません。

たとえば、「専門外来」の広告がそれにあたります。広告可能な診療科名を「標榜科名」といい、医療法で複数の名称が規定されています。専門外来の表記は、その広告可能な診療科名との誤認をまねく可能性があるからです。

ただし、「糖尿病」「花粉症」「乳腺検査」など、公的医療保険診療や健康診査等の広告可能な範囲もあります。また、院内だけの掲示であれば広告とはみなされません。

および、次のことも不適切な例に挙げられます。

「死亡率、術後生存率等」

「未承認医薬品（海外の医薬品やいわゆる健康食品等）による治療の内容」

「自由診療において公的医療保険が適用されない旨が記載されていない」

「自由診療とあるものの、標準的な費用が記載されていない」など。

⑥患者等の主観に基づく体験談の例

「体験談」は、個々の患者の状態などによってその感想は異なり、誤認を与えるおそれがあることを踏まえ、医療広告としては禁止。

●「インプラント手術を受けました。静脈内鎮静法にて手術を行い、痛みはもちろん、振動なども感じず、ストレスなく受けることができました。術後は腫れもありません。（60代女性）」

治療内容または効果に関する体験談の記載は禁止。

●口コミサイトから治療内容や効果による体験談の転載、また、医療機関にとって有利となる口コミだけを抜粋しての掲載を禁止。

●「当院の院長も実際に体験！」

「脂肪吸引手術を体験した患者の〇〇さんが大満足と話しています。」

医療機関のスタッフによる体験談、また、スタッフが患者さんから聞き取りをしたとする体験談の紹介の掲載を禁止。

●医療機関からの依頼によって、口コミサイトの運営者が体験談の内容を改編する、また、否定的な体験談を削除する、肯定的な体験談を上部に表示するなど、医療機関の有利に編集することは禁止。
★患者の直筆のアンケート用紙を写真やＰＤＦにして、治療の内容や効果に関する体験談を掲載するのは禁止。
★患者の○○さんが「5年間悩まされていた痛みが今回の手術で和らいだ。3カ月後には痛みがほとんどなくなり、日常生活が楽になった」とお話されるほどに改善しました。
患者の主訴などの体験談を、医療スタッフが代わって記載することは禁止。

⑦治療等の前、または後の写真の例

いわゆるビフォーアフター写真について、必要な情報が十分に記載されていない場合は、治療の内容や効果について誤認を与えるため禁止。
●ビフォーアフター写真のみが掲載され、説明が一切ない表現は禁止。
●複数のビフォーアフター写真について、まとめて説明を付すことは禁止。
★ビフォーアフター写真について、リンク遷移先に説明を付すことは禁止。
写真の説明として、治療内容、費用、治療などの主なリスク、副作用などに関する事項の詳細な情報を付す必要がある。ただしその掲載場所をリンク遷移先のページとする、また、極端に小さな文字で掲載することは禁止。
★バナー画像および医療機関公式アカウントのＳＮＳに、ビフォーアフター等の写真のみの掲載は禁止。

このほか、広告するにあたっての注意事項として、**「モニター大募集！　通常は20万円のところを50％オフ　10万円！」**など、キャンペーンや症例モニターとして費用の割引をことさらに強調することなども挙げられています。

なお、広告とはみなされない例には、「学術論文、学術発表等」「新聞や雑誌等での記事」「患者等が自ら掲載する体験談、手記等」「院内掲示、院内で配布するパンフレット等」「医療機関の職員募集に関する広告」があります。これらは広告の定義である、自院への誘引性、また自院を特定する情報の特定性を満たしていないためです。

オンライン診療の「やせ薬」処方でトラブルが急増中

先述の**「医療広告規制におけるウェブサイト等の事例解説書」**の第４版に新規作成されたポイントを、わたしが一般の人向けに整理したところ、次のとおりです。

・自由診療に関する広告表記
・処方による医薬品を必ず受け取れると期待される広告
・糖尿病治療薬「GLP-1受容体作動薬」に関連して、承認とは異なる効能・効果で使用する自由診療における広告
・SNS・動画における事例

まず、次の報道を思い出してください。本原稿の執筆中に、「オンライン診療、『やせ薬』に注意 国民生活センター」（朝日新聞、2023年12月21日夕刊）、「〝ダイエット〟オンライン診療で糖尿病の治療薬処方 相談相次ぐ」（日テレNEWS、同12月20日）といったニュースが新聞各紙や各テレビ番組でいっせいに報道されました。

この報道は、国民生活センターが同20日に公式サイトなどで、「痩身目的等のオンライン診療トラブル」として注意喚起をしたことを受けています。具体例として、次のことなどが挙げられています。

「基礎疾患の問診、副作用について説明が不十分なまま、自由診療の自費で初診時に数カ

月分の糖尿病治療薬が処方される」

「そもそも糖尿病の治療薬だとは聞いていなかった」

「オンライン診療サイトの運営事業者と医師（クリニック）の役割が判然としない」

また、「2020年9月、当センターは、痩身をうたうオンライン診療について、説明不足や解約・返金等のトラブルにかかる注意喚起を行いましたが、その後も相談が増えています。」と記したうえで、「糖尿病治療薬は痩身目的の使用に関して安全性と有効性は確認されていません。」などの注意を呼びかけています。


先述の事例解説書では、「提供する医療内容等について事実を不当に誇張して表現」「自由診療が保険診療になったと誤認させる表現」に関して具体的に示されています。

図4を見てください。「GLP-1製剤が保険適用になりました！」と大きく表示され、誇大広告の例として示されています。

このGLP-1製剤が、前述のニュースのタイトルにある「やせ薬」を指しています。

GLP-1製剤とは糖尿病や肥満症の治療薬の「GLP-1受容体作動薬」や「GIP／GLP-1受容体作動薬」のことです。以前からやせ薬と呼ばれ、自由診療や通販にて、病気ではなくダイエット目的の人にも販売されていることが知られていますが、日本では2023年4月に処方可能となった「マンジャロ（一般名：チルゼパチド）」、2024年2月の「ウゴービ（一般名：セマグルチド）」の登場を機に、改めて注目されるようになっています。

図4　事実を不当に誇張して表現し、誤認させる「誇大広告」として禁止の例

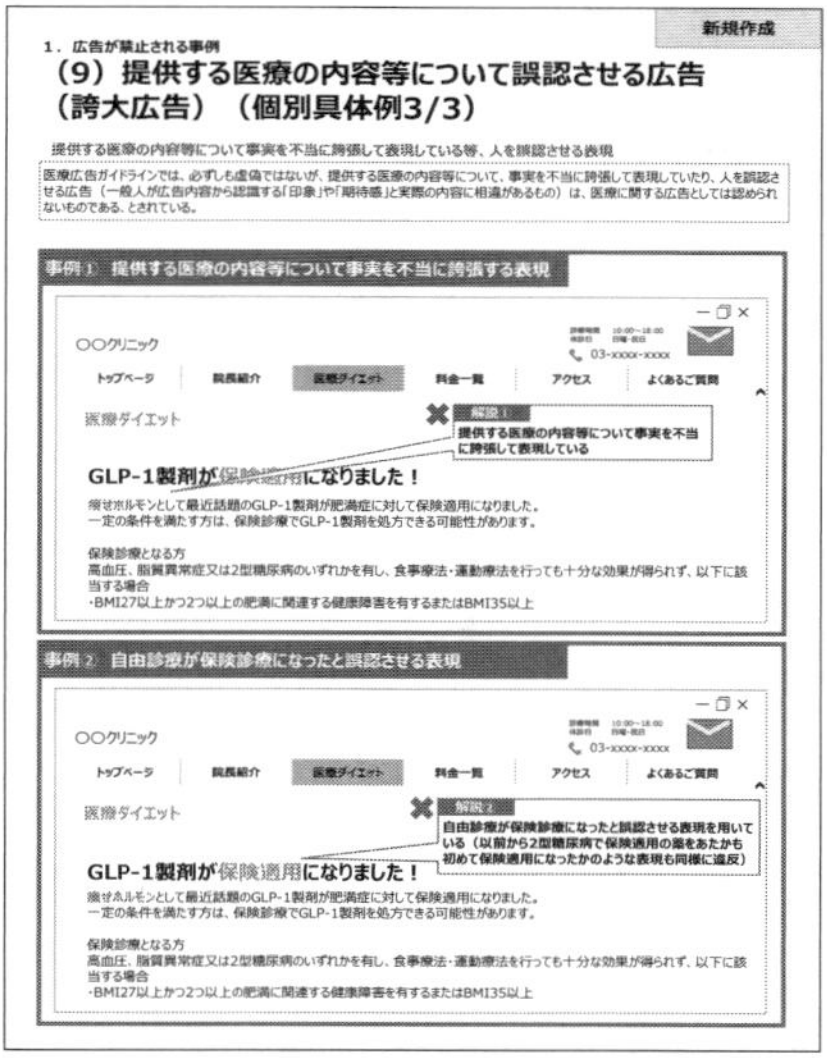

第4版で「新規作成」された違反の事例。「医療ダイエット」をうたい、治療薬の説明や公的医療保険が適用になったなどの文言が例示されています。

こういった薬の処方を受けるには、糖尿病や肥満症の診断基準を満たしていることにくわえ、いくつかの厳格な条件があるのです。製造や販売元の製薬会社の資料には「美容・痩身・ダイエットなどで使用した場合の安全性・有効性については確認されていない」と、明確に記載されています。

しかしながら、美容などの目的で自由診療として、主に「オンライン診療で通信販売」され、その処方形態、副作用の説明不足や、高額の費用、定期購入の強制など販売の問題が続発しています。また、同薬が品薄となり、治療をしたい医療機関では入手困難に陥ったことや、製薬会社が出荷を制限したことと併せて社会問題になっています。

この問題については、日本糖尿病学会や日本肥満学会も注意喚起の声明を公表しています。診断基準に該当しない人がGLP-1受容体作動薬を使用すると、正常な糖の代謝への悪影響をはじめ、多くの副作用が想定されます。医師のひとりとして、恐ろしいことだと考えています。絶対にやめましょう。

「誰でも処方薬が受け取れる」と誤解させる広告は禁止

「処方による医薬品を必ず受け取れると期待される広告」では、医師による診察と処方箋が必要な医薬品などが、いかなる患者でも必ず受け取れるような「期待感」を抱かせる表現の広告を禁止しています。ネットでよく見かける「オンラインで予約→ご指定の薬局に処方箋を送付→すぐに医薬品のお受け取りが可能！」といった手順を記している場合などです。

推奨されるのは、最低限の情報として、医師の診察が必要であること、また、薬の受け取りの説明に「医師の判断によりお薬を処方できない場合があります」などの文言を記載することです。

なお、厚労省が医師向けに定めた「**オンライン診療の適切な実施に関する指針**」（2018年3月発表、2022年1月一部改訂）では、オンラインによる初診での処方は禁止されている医薬品があること、オンライン診療では処方ができない場合があると明記するように示されています。

オンライン診療は、情報通信技術の進歩によって、医療機関が少ないエリアの人や、受診が困難な人への有用な医療提供機関として実施されるようになってきました。しかし診察法の原則は、これまでどおりの対面診療です。

オンライン診療については前述のガイドラインが存在し、公的医療保険適用の診療だけではなく、自由診療においても適用されます。医師や医療機関が、自由診療だからといってその指針を無視したオンライン診療を実施してよいわけではありません。

先述の国民生活センターが警告するケースでは、オンライン診療の手軽な面を医師や医療機関が不適正に利用していると考えられます。それが消費者の間違った選択をまねき、トラブルに発展している事態といえるでしょう。

SNS・動画における広告の禁止事例

周知のとおり、ネットの広告市場は拡大の一途であり、医療機関や医師によるSNSや動画を利用した広告も増大しています。そこで、「医療広告ガイドライン」の第4版には、4つめのポイントの「SNS・動画における事例」の章が新設されています。

禁止となる事例は、SNSでは「プロフィール」「投稿」「返信」に、動画では「タイトル」「概要欄」に、これまでみてきた「虚偽広告」「誇大広告」「比較優良広告」などが含まれることです。もちろん、治療における主なリスク、副作用などが記載されていない、また、リスクや副作用を長所に比べて極端に小さな文字で記すことも同様に禁止です。

この禁止事項には、「患者さんの体験談」「当院医師の体験談」「ビフォーアフター写真」なども含まれます。

また、ウェブサイト上の表記の禁止と同じく、これらの情報をリンク遷移先で表示する方法も禁止となっています。こうした禁止表現を見かけた場合は「ガイドライン違反」だと認識し、必ず注意をしましょう。

通報サイト「医療機関ネットパトロール」がある

では、こうした広告規制の違反は、どのようにして明らかになるのでしょうか。それは主に、厚労省によるパトロール活動、保健所による立ち入り検査、第三者による通報によります。

厚労省は2017年に「医業等に係るウェブサイトの監視体制強化事業」をスタートし、紹介してきたような医療広告規制等への違反を監視しています。その活動のひとつとして、ウェブサイト「医療機関ネットパトロール[*2]」が設けられています。

「『医療広告ガイドライン』違反の疑いがあるウェブサイトの情報をお寄せください。」とあり、誰もが無記名で通報することが可能です。

同省は同パトロールによる概況を公表していて、2023年3月31日時点での違反数は、「美容」「歯科」の順に多く、また、「美容は『美容注射』を筆頭に様々な違反が確認できている一方で、歯科は『審美』『インプラント』だけで約6割を占めていることがわかる。」などと記しています。なお、次に多い分野は「がん」となっています。

ネットパトロールで不適正なウェブサイトがあった場合は、医療広告協議会（同省、自治体、医学の各種団体の各代表で構成）がその医療機関に、規制の周知、自治体からの是正指導、追跡調査などを実施します。それでも是正されない場合は、罰則や行政処分の可能性があります。

そもそも医療機関の広告とは、患者さんに選ばれるように、自院の良い点のみを記述しているわけです。まずはそれを認識しましょう。そしてここに紹介したような表現を目にしたときに、虚偽、比較優良、誇大広告といった例ではないかと見抜くことができるよう、日ごろから家族や身近な人たちとも話をして、ヘルスリテラシー、情報リテラシーを磨いておくことが非常に重要です。

医療に関する公的相談機関がある

「医療痩身」「メディカルダイエット」「美容医療」などとうたう自由診療における種々のトラブルは、ずいぶん前からありました。知人から具体的に耳にしたことも幾度となくあります。

公的機関や身近な人にも相談できずに、ひとりで悩む人も多いかもしれません。何らか

図5　消費者庁・厚労省・国民生活センターが同時に呼びかける「美容医療を受ける前にもう一度」というチェックシート（簡易版）（＊4）。2枚綴り。

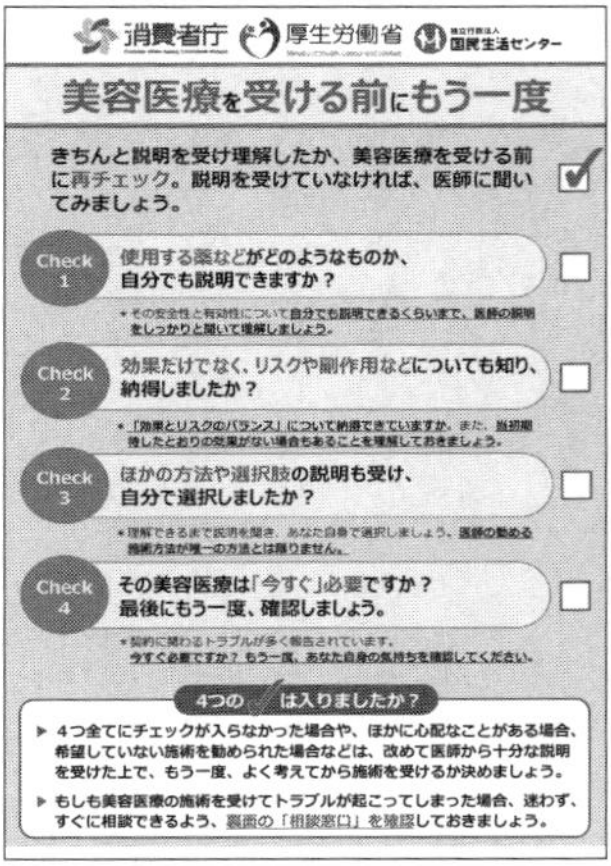

消費者庁　厚生労働省　独立行政法人 国民生活センター

美容医療を受ける前にもう一度

きちんと説明を受け理解したか、美容医療を受ける前に再チェック。説明を受けていなければ、医師に聞いてみましょう。

Check 1　使用する薬などがどのようなものか、自分でも説明できますか？

＊その安全性と有効性について自分でも説明できるくらいまで、医師の説明をしっかりと聞いて理解しましょう。

Check 2　効果だけでなく、リスクや副作用などについても知り、納得しましたか？

＊「効果とリスクのバランス」について納得できていますか。また、当初期待したとおりの効果がない場合もあることを理解しておきましょう。

Check 3　ほかの方法や選択肢の説明も受け、自分で選択しましたか？

＊理解できるまで説明を聞き、あなた自身で選択しましょう。医師の勧める施術方法が唯一の方法とは限りません。

Check 4　その美容医療は「今すぐ」必要ですか？最後にもう一度、確認しましょう。

＊契約に関わるトラブルが多く報告されています。今すぐ必要ですか？もう一度、あなた自身の気持ちを確認してください。

4つの✓は入りましたか？

▶ 4つ全てにチェックが入らなかった場合や、ほかに心配なことがある場合、希望していない施術を勧められた場合などは、改めて医師から十分な説明を受けた上で、もう一度、よく考えてから施術を受けるか決めましょう。

▶ もしも美容医療の施術を受けてトラブルが起こってしまった場合、迷わず、すぐに相談できるよう、裏面の「相談窓口」を確認しておきましょう。

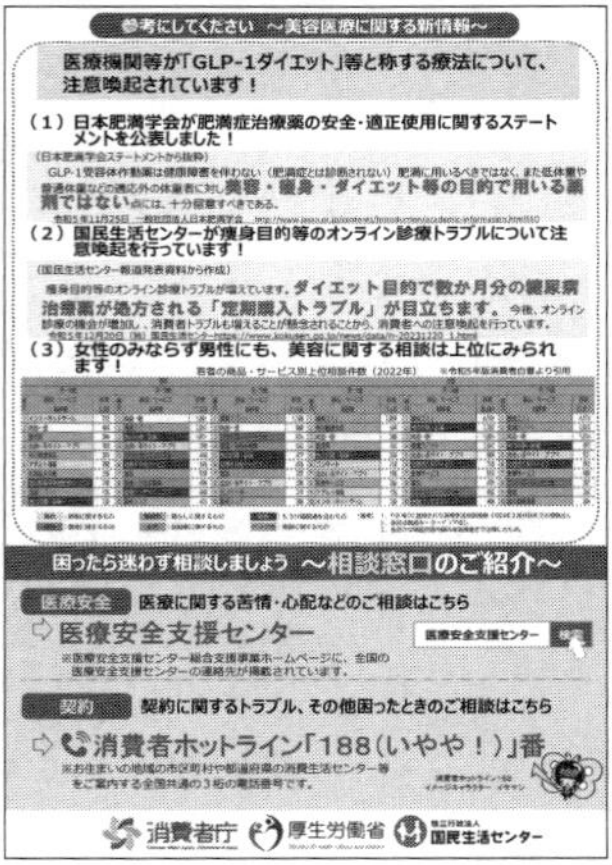

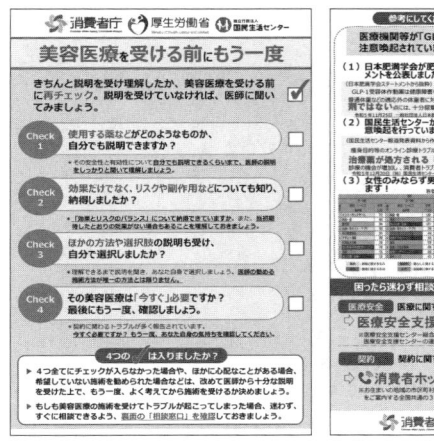

参考にしてください　～美容医療に関する新情報～

医療機関等が「GLP-1ダイエット」等と称する療法について、注意喚起されています！

（1）日本肥満学会が肥満症治療薬の安全・適正使用に関するステートメントを公表しました！

（日本肥満学会ステートメントから抜粋）

GLP-1受容体作動薬は健康障害を伴わない（肥満症とは診断されない）肥満に用いるべきではなく、また低体重や普通体重などの適応外の体重者に対し美容・痩身・ダイエット等の目的で用いる薬剤ではない点には、十分留意すべきである。

（2）国民生活センターが痩身目的等のオンライン診療トラブルについて注意喚起を行っています！

（国民生活センター報道発表資料から作成）

痩身目的等のオンライン診療トラブルが増えています。ダイエット目的で数か月分の糖尿病治療薬が処方される「定期購入トラブル」が目立ちます。今後、オンライン診療の機会が増加し、消費者トラブルも増えることが懸念されることから、消費者への注意喚起を行っています。

（3）女性のみならず男性にも、美容に関する相談は上位にみられます！

困ったら迷わず相談しましょう　～相談窓口のご紹介～

医療安全　医療に関する苦情・心配などのご相談はこちら

⇨ 医療安全支援センター

※医療安全支援センター総合支援事業ホームページに、全国の医療安全支援センターの連絡先が掲載されています。

契約　契約に関するトラブル、その他困ったときのご相談はこちら

⇨ 消費者ホットライン「188（いやや！）」番

※お住まいの地域の市区町村や都道府県の消費生活センター等をご案内する全国共通の3桁の電話番号です。

消費者庁　厚生労働省　独立行政法人 国民生活センター

紙面の都合上、判読にはウェブサイトを確認してください。住まいの地域の「消費生活センター」などの案内には、全国共通の電話番号「188（いやや）」（3桁）にかけてください。

の問題に発展した場合はまず、「**消費生活センター**」に相談してみてください。

また、医療に関して悩みや困ったことが生じたとき、無料で相談ができる公的な機関があります。あまり知られていないようなので紹介しておきます。

「**医療安全支援センター**」といい、「医療法」に基づいて、「都道府県、保健所を設置する市および特別区」が運営し、全国で380カ所以上が設置されています。その概要や設置先は同ウェブサイトで確認してください。

「こんなときに相談してください」と、次のような悩みの事例が記されています。

「多くの検査を受けたが、検査の必要性が理解しづらい」

「主治医以外の先生の話も聞きたいが、主治医にどう切り出してよいかわからない」

「手術後の経過が思わしくないのでカルテの開示を求めたいが、お願いできるのか」

「院内処方と院外処方とは何か違いがあるのか」

いずれも、よく耳にする不安や悩みではないでしょうか。

また、「政府広報オンライン」では「美容医療サービスの消費者トラブル　サービスを受ける前に確認したいポイント」[*3]というウェブサイトを、消費者庁は「美容医療を受ける前に確認したい事項と相談窓口について」を公開して、チェックリストや相談窓口へのリンクなどを掲載しています[*4]（前ページ図5）。

相談窓口は前述の「医療安全支援センター」と同じで、いくつかのリンク遷移先が重なることもありますが、閲覧していると、こうしたトラブルがとても多いことが透けて見えます。これらの機関を活用すると、自分にとってより身近で具体的な回答が得られることもあるでしょう。気を臆することなく、大いに活用しましょう。

第五章　健康食品やサプリメントの表示に法律規制あり

第四章で述べた「医療広告の規制」の内容は、医科と歯科のクリニック、病院、診療所などの医療機関による広告表現の禁止や規制の具体的なことがらでした。

もうひとつ、多くの人が迷うのは、**民間のメーカーなどが発信する、健康食品・サプリメント・医療機器・健康グッズなどの情報の見極めかた、選びかた**だと思われます。とくにこれらのウェブサイトの広告では、規制の隙をつくような表現が並んでいます。これにも、医療機関が発信する広告規制と同じように、法律がいくつかあります。

医療や健康食品に関する法律など自分には関係がない、と思われるかもしれません。しかし、そのシステムや活動はこうした法律や規制に基づいて実施されていて、われわれは無意識のうちにそれをもとにした消費活動を行っているわけです。このような知識は、「医療情報の真偽を確かめる」際の役に立つでしょう。本章では、健康食品や医薬部外品、医療機器などに関する広告表現について、規制している代表的な法律の「医薬品医療機器等法（薬機法《やっき》）」「健康増進法」「景品表示法（景表法）」を紹介しながら話を進めます。

健康食品はあくまで「食品」

医薬品医療機器等法[*1]（医薬品、医療機器等の品質、有効性及び安全性の確保等に関する法律）は、名称が長いので、一般には、略して「**薬機法**」と呼ばれます。2014年に改正された「旧薬事法」のことで、所管は厚労省です。耳にしたことがある人も多いでしょう。

この法律の目的は、医薬品、医薬部外品、化粧品、医療用具などについて、製造・販売・安全対策まで規制し、適正化をはかることです。これらを扱う事業者は、薬機法に従わなければなりません。

一般の消費者がとくに気をつけたいのは、「健康食品やサプリメント」の広告です。

まず、健康食品とサプリメントはどう違うのでしょうか。日本では薬機法にて、医薬品、医薬部外品、化粧品は定義がされていますが、健康食品やサプリメントは現在、行政上の定義がありません。そのため、これらの違いを明確に述べることはできません。

一般に、「健康食品とは体やメンタルに良さそうな食べものや飲みもの」「サプリメントとはその錠剤やカプセル状のもの」とイメージされているのではないでしょうか。

では、健康食品やサプリメントの行政上の分類はどうなるのでしょうか。定義がないので、あくまで「一般食品」になります。ここがポイントです。

一般食品であるからには、あたかも医薬品のように、病気や症状、心身の機能への効果や効能をうたったり、広告したりすることはできません。また、「毎食後に飲む」とか「1回に2粒を1日3回」といった飲むタイミングや分量の指定もできません。たとえば、「この食品を1日3回、3カ月間食べ続けると、2キログラムやせる」「○○ドリンクを1カ月飲んでがんが治った人がいます」といった表現は、薬機法違反となるわけです。

「トクホ」「機能性表示食品」は定義がある

いわゆる健康食品とは、健康な人が健康の維持を期待して飲食する食品のことを指します。中でも、健康の維持と増進に役立つことが期待できるものを「保健機能食品」と呼び、以下の3つ、①「**特定保健用食品**」(トクホ)、②「**栄養機能食品**」、③「**機能性表示食品**」に分類されます。それぞれ次の場合に、機能に関する定められた表示が可能です。

①事業者が消費者庁長官に許可を得た場合
②科学的根拠がすでに確認されている指定の栄養成分（ビタミンやミネラルなど）を基準量含む場合（国に届け出の必要はない）
③科学的根拠などが消費者庁長官へ届け出られた場合（審査はなし）

これらは「健康増進法[*2]」（後述）などで定義されています。

そもそも「機能性がある」とはどういうことかというと、「ある栄養素が体に作用して健康の維持に役立つ」という意味合いになります。しかし、この3種の保健機能食品であっても、パッケージや説明書、また広告に、病気が治るとか、症状が改善するとか、たとえば、「血圧が下がる」「風邪が治る」「体重が減る」など、また「美白」や「増毛」といった、体に変化が起きるような文言を表示することはできません。

わたしの外来でも、患者さんによっては、サプリメントを医薬品だと勘違いされて、処方薬との飲み合わせについて質問されることがあります。医薬品とは、「病気の治療」を目的として、配合有効成分の効果が厚労省に認められた薬のことです。

医師は、保健機能食品を含め、食品である健康食品やサプリメントについては専門ではないため、回答する立場にはありません。ただ、健康食品やサプリメントの説明に「医薬品との飲み合わせが気になる方は、医師に相談してください」などと書かれている場合があり、持参される人もいます。

製品によっては、薬の効果に影響を与えるものもあります。ただ、医療機関では医薬品に関する情報は調べられても、サプリメントなどに関する資料はなく、すぐには答えられないことがほとんどです。心配な場合は、必ずサプリメントの説明書を持参しましょう。あるいは調剤薬局の薬剤師に聞いてみるのもひとつの方法です。

まずは医薬品と健康食品やサプリメントのこうした違い、またそれぞれの目的を考えてみてください。自分は何のためにそれらを摂取しようとしているのかを整理すると、必要性や選びかたが見えてくるでしょう。

うそ、大げさな表示は法律で禁止されている

先述の「**健康増進法**」とは、2003年5月に施行された法律で、所管は厚労省です。健康食品やサプリメントに関することでは、「**何人も食品として販売に供するものについてその健康の保持増進の効果等に関し、（A）著しく事実に相違する表示をし、または**

（B）**著しく人を誤認させるような表示をしてはならない**」（著者改変。またA、Bは著者による記述）とされています。

法律上、（A）を「**虚偽表示**」、（B）を「**誇大表示**」と呼び、注意を喚起しています。それぞれについて、消費者庁は文書（「健康食品に関する景品表示法及び健康増進法上の留意事項について」２０１３年12月制定から改定を重ねている）で次のように説明しています。一部を紹介します。

（A）虚偽表示・事実と違う表示

・十分な実験結果等の根拠が存在しないにもかかわらず、「３カ月間で○キログラムやせることが実証されています」と表示する。

・体験者や推薦者が存在しないにもかかわらず体験談をねつ造した場合、ねつ造された資料を表示した場合など。

（B）誇大表示・人を誤認させる表示（「**印象**」や「**期待感**」**と実際の結果が違う**）

・特定の成分について、健康保持増進効果等が得られるだけの分量を含んでいないにもかかわらず、生活習慣を改善するための運動等をしなくても、とり過ぎた栄養成分もしくは熱量、または体脂肪、もしくは老廃物質等を排出し、または燃焼させることをイメージさせる。

・メリットとなる情報を断定的に表示しているにもかかわらず、デメリットとなる情報（効果が現れない者が実際にいること、一定の条件下でなければ効果が得られにくいこと等）が表示されていない。

・体験者、体験談は存在するものの、一部の都合の良い体験談のみや体験者の都合の良いコメントのみを引用するなどして、誰でも容易に同様の効果が期待できるかのような表示がされている。

・健康保持増進効果等について公的な認証があると表示しておきながら、実際には、当該効果等にかかる認証を受けていない。

・根拠となる学術データのうち、当該食品にとって不都合な箇所を捨象（排除や切り捨ての意）し、有利な箇所のみを引用する。

参考までに、同法は、「**健康日本21**（21世紀における国民健康づくり運動）」に基づいた国民の健康づくり・疾病予防を推進するために、医療制度改革の一環としてつくられた法律です。2020年4月には「**改正健康増進法**」が施行され、これには「**望まない受動喫煙を防止する**」ために、病院、診療所、学校、児童福祉施設、行政機関などでは敷地内禁煙を、事務所、工場、ホテル、旅館、飲食店（経営規模が小さい場合はのぞく）では原則屋内禁煙などの規則が設けられています。

著しく優れている・有利性をうたう表示は禁止

もうひとつ、「景品表示法（不当景品類及び不当表示防止法）」[*3]（1962年施行。現在の所管は消費者庁）、略して「**景表法**」という、健康食品やサプリメントの表示規制が規定されている法律を紹介しておきます。同法は一般消費者の保護を目的に制定され、不当な表示には次の3つがあるとしています。

それは、たとえば「このダイエット食品は痩身効果がすごい」と広告するなど、商品やサービスの品質、規格などの内容が著しく優良だとする「**優良誤認表示**」、「歯列矯正○○円」として実際には矯正装置の費用が別途必要なことを記さないなど、価格を著しく安く有利に見せかける「**有利誤認表示**」「**誤認されるおそれがある表示**」です。

景表法による表示規制により、医療広告の規制と同様に、うその表示はもちろん、お得感を訴えながらも実際には得ではないといった、「**期間限定割引をうたいながら期間後も同じ価格だった**」とか、「**小さな文字による注意書き**」なども不当表示となります。

消費者庁の公式ウェブサイト「**事例でわかる景品表示法　不当景品類及び不当表示防止法　ガイドブック**」では、事例や実際にあった違反などが掲載されています。読めば読むほどに、わたしも「こんな表示、あるある〜」と思っています。

また、昨今の機能性表示食品を巡る社会問題を受けて、機能性食品制度の一部改正が2024年9月から順次実施されています。

気になる健康食品やサプリメントの説明書、広告の表示で違和感を覚えることもあるでしょう。一般消費者が信じやすい表示や広告をする商品には、心理学で説明できる仕掛けが意図的に施されている場合が多いのです。その仕掛けについては第十一章で紹介します。

医療や健康に関する情報を「広告」するには、さまざまな法律による規制があります。医療機関や商品を販売するメーカー、医師、事業主らが自由に宣伝できるわけではありません。医療広告も含め、まぎらわしい表現だなあ、いいことばかり書いてあるけれど本当かなあ、価格がえらく安いなあ、などと思った場合はいったん冷静になり、信頼する人に相談するなど再考してください。

第六章　ギャンブラーの思い込み

…確率、数字のトリックを見やぶる

第四章では医師や医療機関による広告について、第五章では健康食品やサプリメントの広告について、それぞれの表現には法律や行政上の規制があることを伝えました。そうした情報の中には、「このサプリメントは80％の人に効果があると判明！」「1カ月で3キログラムのダイエットを実現した人が昨年の2倍に！」など、数字を強調して、PRしたい商品が有用だとうたう広告や記事も多く見受けられます。

しかし、その数字は「事実」なのでしょうか。注目する価値はあるのでしょうか。

本章では、確率や統計に関する事例を見ながら、読み取る側の心理や適切な読み取りかたを考えます。また、意味合いが間違って解釈されやすい「平均寿命」の数字のとらえかた、近年、「健康寿命が見える化」されてきた情報も紹介します。

「ギャンブラーの思い込み」の心理

ここにコインが1枚あります。これをポンと上に放り投げて手で受け止めるコイントスを行うと、4回連続で「表」が出ました。では5回目には表と裏のどちらが出ると思いますか。多くの場合、「4回も表ばかりが続いたのだから、次は裏が出るだろう」と推測するのではないでしょうか。

ではここで、その確率を計算してみましょう。1回あたり、表が出る確率は「$\frac{1}{2}$」なので、5回連続で表が出る確率は、

「$\frac{1}{2}\times\frac{1}{2}\times\frac{1}{2}\times\frac{1}{2}\times\frac{1}{2}=\frac{1}{32}$」となります。

すると、裏が出るのは、「$1-\frac{1}{32}=\frac{31}{32}$」となり、0・96875でおよそ97%になるため、「絶対に裏が出る!」……そう思われるかもしれません。

しかし、この考えかた、計算法は誤りです。$\frac{1}{32}$とは、「5回連続で表が出る場合の確率」なのです。問いは、「5回目に裏が出る確率」であるため、このような計算をしなくても裏か表のどちらかであり、「$\frac{1}{2}$」になるわけです。

5回目に裏が出る確率といえば、それまでにどちらが何回出ようがその結果に影響され

ないこと、また、5回目にどちらが出るかは1回ごとに考える必要があるわけです。

前述のように、「同じ結果が出続けたときは、次は違う結果になるだろう」と思いがちです。これを「**ギャンブラーの誤謬**《ごびゅう》」、あるいは「**ギャンブラーの錯誤**《さくご》」といいます。

誤謬とは簡潔にいうと、「間違い」や「誤り」という意味合いで、心理学ではこの事象を、**ギャンブラーが陥りやすい思考、ギャンブラーの思い込み**と解釈します。

実際に、1913年にモンテカルロのカジノであったルーレットゲームで、ボールが26回連続で黒に入ったギャンブラーが、次こそは「赤だ！」と大金を賭けて失った、というできごとがもとになっています。

ではもうひとつ。コインを8回投げて表（○）か裏（●）か、出た順に記録すると、次の（A）と（B）では、どちらになる確率が高いと思いますか。（上から順に、1回目〜8回目）

（A）○○●●●○●○

（B）●●●●●●●●

直感的に（A）と思いませんでしたか。これもギャンブラーの誤謬です。どちらもこうなる確率は、$\frac{1}{2}$の8乗なので$\frac{1}{256}$となり、同じなのです。

この問いは心理学、統計学、数学、情報リテラシーの分野でも、「**不確実な事象の解釈**」としてよく取り上げられます。また、類題が高校の履修科目『情報Ⅰ』のある教科書にも紹介されていました。

負けが連続して起こる、あるいは勝ち続けていると、次こそは勝つにちがいない、もしくは負けるだろうと思い込む……。それは実は根拠がない期待、憶測だといえます。

このように、思い込み、勘違い、過去の経験や記憶によって不合理な判断をすることを「**認知バイアス**」といいます。

近ごろ、認知バイアスは、医学、心理学ほか多くの分野で耳にすると思います。多様に用いられますが、この場合は、「**考えかたの偏り、先入観、思い込み、一方的な誤解**」といった意味合いです。バイアスの語源は、フランス語の「斜め」という意味で、そこから転じて「偏り」という意味になったようです。

ものごとを確率的な視点で判断することは苦手だという人は多いかもしれません。冷静に判断をするにはまず、「認知バイアスは誰にでもある。自分にももちろんある」と考えましょう。そして、賭けごとの主催者や商品を売る事業者は、お客の認知バイアスを利用して利益を得ようとすることを認識しておきましょう。

誕生日が同じ人はこの中にいる?

次に、統計学や確率を面白く紹介するときに用いられる例に、「誕生日が同じ人はどれぐらいいる?」という問いがあります。

40人の集団がいたとき、その中に同じ誕生日のペアがいる確率は、次のうちのどれだと思いますか。

（A）11・7％
（B）25・3％
（C）50・7％
（D）89・1％

正解は、（D）89・1％です。ただ、わたしの周囲の10人に尋ねてみると、全員が（A）

11・7%と答えました。

この確率を求める集計法や計算式はここでは重要ではないので省略しますが、（A）11・7%とは集団が10人のときの確率であり、（B）25・3%では15人、（C）50・7%は23人のときです。そして、60人が集まると99・4%の確率で同じ誕生日のペアが存在することになります。

グループの中の誰かと誰かが同じ誕生日だと聞くと、「おお、偶然だな」と驚きませんか。しかし確率的には、そう感動するほどのことでもないということがわかるでしょう。これを「**誕生日のパラドックス**」といいます。

ギャンブラーの誤謬も誕生日のパラドックスも、「感覚や推測だけでものごとを判断すると間違うことがある」という教訓を伝えています。

「半分以上の人がリピート！」のトリック

医療・健康情報の根拠を確認すると、数字で効能・効果を証明したり、強調したりするケースが多いでしょう。それが適切な表現であるのかは、検証をしないとわかりません。

とくに、医薬品、健康食品、サプリメントの広告では、「○%の人に有効な食品！」など、数字を用いてのアピールが多用されています。その数字が、正確であればいいのですが、販売側の目的は「買ってほしい」なので、消費者が購入の行動をとるように、広告表現にあの手この手の仕掛けを潜ませるのは当然でしょう。

厚労省は公式サイト（「『統合医療』に係る情報発信等推進事業」。第九章で詳述）にて、「情報の見極め方」のひとつとして「数字のトリックに注意しよう」と呼びかけて、次のことなどを例示しています。

・「この治療法は7割の人で痛みがとれます」と、「この治療法は3割の人では痛みがとれません」では、印象はどのように変化しますか？

・「半分以上の人がリピート！」という話では、残りの半分の人は二度と来なかったのかもしれません。

・「60％の人が効果を実感！」では、40％の人は効果を感じなかったのかもしれません。

そのとおり、「数字の打ち出しかた」や「言い回し」で、読む人の直感的な印象は変わるでしょう。「効果があった割合となかった割合の言いかたを変えているだけ」や、「表記されている数字の裏に隠れている数字がある」ことを想像しましょう。

データの分母の数が少なくないか?

割合を計算するとき、集団の分母はどのぐらいなのか。これは医学で研究結果を確認するときに重要なポイントとなります。

先述の事例もそうですが、たとえば、「この健康食品は80%の人に効果がありました!」とあると、すごく効果があるように思えるでしょう。

しかしもしかすると、「たった10人を調べた中で、8人に効果があった」ということだったかもしれません。さらにその10人も、どのようにして選んだのかの記述がないケースもあります。あらかじめ、その健康食品メーカーが無償で配布して食べてもらっていた可能性もあるでしょう。

ところが、「100人中80人が試して効果があった」「1000人中800人が試して効果があった」となるとどうでしょうか。同じ80%という割合であったとしても、集団の分母の数が増えるにつれ、結果の信頼性が増していきます。第三章でうつ病の再発率について述べた際、「信頼区間」の説明をしました。分母の数が増えるにつれて信頼区間が狭くなる、すなわち、その数字の信頼性が高くなるということです。

また、ダイエット外来の広告で、「1カ月で3キログラムの減量ができた人数が昨年の2倍に！」とある場合、本当は「受診者全員の人数が昨年より3倍に増えていた」のかもしれません。もしそうなら、減量ができた人の「割合」は昨年より減っています。

実際の数字で考えてみましょう。昨年は100人の受診者のうち、60人がダイエットに成功していたとします。成功割合は60%です。今年は受診者が増えて300人中120人がダイエットに成功した場合、昨年と比べると、広告の数字のとおり成功者の数は2倍に増えていますが、成功割合は40%に下がっているのです。

このように、分母の人数が書かれていないケースはまったく信頼できません。

また、こうした数字をグラフにしてオーバーに見せているケースもあります。たとえば、ダイエット前後の体重を、線グラフや棒グラフで大幅に減量したように示すなどです。グラフの一部を抜粋して拡大することで、実際にはそれほど変化はないのに、大きな変化があったように表示します。こうした例では、グラフ作成者による意図が隠れています。

そうしたテクニックは知らなくても、数字を掲げた宣伝に接したときには、まずはデータの集団の数や、どのように集団を選んだのかの根拠を必ず確認してください。

「飲酒する人には肺がんが多い」は適切か…因果関係の証明は難しい

たとえば、「飲酒」と「肺がん」の関連性を考えるとしましょう。「飲酒する人には肺がんが多い」と聞くと、飲酒と肺がんには「**因果関係**」があると思いがちです。しかし、実はその背後に「喫煙」があり、これが肺がんの発生率に影響を与えている可能性があります。

2つのことがらのAとBの間で、Aが原因となって、Bという結果が起こる関係を因果関係といいます。日常でよく使われることばですが、医学でそれを証明するにはたいへん難しいのです。情報処理や統計、数学、医学など、特定の情報やデータを扱う分野においては、真にその関係が成立するのかを追究します。

因果関係には「**時間順序**」と「**直接性**」があります。時間順序では、Aが先に起こったことで結果としてBが起こることを指し、直接性ではAがBを直接引き起こしていることをいいます。直接性では、AがBより先に起こっていても、Bがほかの要因で引き起こされている場合、AとBの間に因果関係は成立しません。

この「ほかの要因」、つまり「第三の因子」のことを「**交絡**《こうらく》**因子**」といいます。このことばは日常ではめったに使わないと思いますが、何度か伝えている高校『情報I』の一部の教科書には太字で掲載されています。

そして、先述の飲酒量と肺がんの例では、「喫煙」が交絡因子となります。飲酒する人のうち喫煙者が多かった場合、実は飲酒と肺がんに関係があったのではなく、喫煙と肺がんに関係があっただけで、飲酒とは直接の関係はなかったということです。

また、因果関係の有無とは関係なく、単に「Aが増加するとBも増加する。あるいは減少する」という関係のことを「**相関関係**」といいます。

因果関係を立証するには、少なくとも次の3つの規準、「相関関係があること」「時間的順序関係があること」「交絡因子が排除されていること」が必要だと前述の高校の教科書には書かれています。実のところ、医学研究などでの因果関係の証明はかなり複雑です。

そして、実際には因果関係がないにもかかわらず、交絡因子Cを介して、あたかもそれがあるかのように見えることを「**擬似相関**（**見かけの相関**）」といいます。

統計学などでよく挙げられる擬似相関の例に、次のことがあります。

①アイスクリームの売り上げが増えると水難事故の数が増える

②小学生の身長が高いと算数の点数が高くなる
③各国のチョコレートの消費量が増えるとノーベル賞の受賞者数が増える

③は国際的に権威あるジャーナルとされる『ニューイングランド・ジャーナル・オブ・メディシン』（第10章参照）に掲載されたことで知られています。[*1]

どれも一読すると、「は？」と疑問に思うでしょう。

①アイスクリームの売り上げが増えることが原因で水難事故が増えることに、因果関係はあるのでしょうか。そんなことはありません。ここには「気温」という交絡因子が関係しています。すなわち、気温が高いとアイスクリームの売り上げは増え、また、泳ぎに行く人が増えることで水難事故が増えるわけです。

②の例はどうでしょうか。これには「学年（年齢）」という交絡因子が潜んでいます。学年が上がると身長は高くなります。また算数の成績も当然、1年生より6年生のほうが上がります。

③の関係性には、「GDP（国内総生産）」という交絡因子が存在するとの説があります。国が豊かになるほどチョコレートの消費量は増加し、また勉強をする余裕も出てくるので、

ノーベル賞受賞者数が増えるのではないか、ということです。

よくわからない因果関係をうたう表現に接したときは、そこに交絡因子が存在していないかを疑ってみましょう。

くじ引きは何番目に引くと当たりやすい?

プロ野球のドラフト会議では、各球団が指名した選手が重複すると、球団代表者が選手の入団交渉権を獲得するためにくじ引きをします。わたしは毎年、どきどきしながら放送を見ています。ではそのくじは、何番目に引くと当たりやすいと思いますか。

3枚中、1枚のアタリが入っているくじの箱を3人で1回ずつ引くとき、「1番目」「2番目」「3番目」のうち、あなたなら何番目に引きますか。

確率の計算式は省略しますが、結果を言うと、「どの順番に引いても同じ」なのです。

では、2人でくじ引きをする場合はどうでしょうか。最初に引く? 後で引く? 100人の場合ではどうでしょうか。人数が多いと、最初や最後は避けたいと思うでしょう。

実は、2人であっても100人であっても、**どんなに人数を増やした場合でも、何番目に引いたとしても、アタリくじを引く確率は参加者の全員が同じ**になるのです。

「くじ引きがもっとも平等」といわれるのはこうした確率の考えからです。

第七章で、エビデンスレベル2となるのは**「ランダム化比較試験」**を実施した研究結果だと紹介するのですが、先にこの試験について少し説明します。

たとえば、何らかの病気の新薬を開発するには、ランダム化比較試験が必須となります。同試験では、その薬を「使うグループ」と「使わないグループ」とに「ランダム（無作為）」に分けます。そのランダムに分類する方法とは、くじ引きです。被験者の条件にかかわらず、平等に振り分けることができるからです。

以前は、治療法の書かれた封筒をまさにくじ引きのように引いていました。最近はコンピューターを用いることが多いのですが、原理は同じです。

「残り〇分！」「いつのまにか定期購入に」…「ダークパターン」とは

「ダークパターン」ということばを耳にしたことはありますか。消費者庁の公式サイトには**「消費者が気付かない間に不利な判断・意思決定をしてしまうよう誘導する仕組みのウェブデザインなどを指す」**と記されています。

例示を要約すると、「『残り〇分』などと得になる期間をカウント表示しているけれど、実質は、いつ購入しても同じ条件だった」「サブスクリプションの登録後、解約方法を不明瞭にして解約を困難とするもの」、相談例として「安価な費用で化粧品を購入したら、定期購入になっていて注文時にその表記はなかった」などが挙げられています。

消費者庁が毎年実施する「詐欺防止月間」の２０２３年のテーマは、「ダークパターン」でした。ウェブデザイン企業が同年11月に発表した調査結果では、７９９人（18〜69歳）へのアンケートで「ダークパターンにひっかかったことがある人は46・１％」「ダークパターンに関する知識をもっている人ほどダークパターンに気づきやすい」「ダークパターンは認知バイアスを利用し、消費者を巧妙にだますように仕組まれている」などの報告をしています。[*2]

数字の読み取りかたをはじめとする情報の適切な解釈や判断は、医療や健康の分野にかかわらず、政治、経済、社会とあらゆるニュースに、そして日常の消費生活に大きく影響します。ウェブサイトやアプリの情報で、「この商品は安い、超お得！」と直感した場合、その印象は事業者によって操作されているのかもしれません。

意思決定をする際には、思い込み、大げさな数字に振り回されることがないよう、こうした現実を念頭に置きたいものです。

平均寿命…余命はあと何年?

医療や健康に関する統計データで頻繁に毎年耳にするニュースのひとつに、「**平均寿命**」があります。しかし、その意味合いがよく間違って解釈されていることも知られています。「**平均余命**」という指標がありますが、それとはどう違うのでしょうか。次の項目で紹介する「健康寿命」が見える化されて、余命の根拠がより明確になってきたことを踏まえると理解しやすいでしょう。

まず、平均寿命とは、「その年に亡くなった人の年齢を平均した数字」ととらえられがちですが、そうではありません。正確には、「**その年に生まれた人が何歳まで生きられるかを統計的に予想した数字**」です。

一方、平均余命とは「**ある年齢の人々があと何年生きるかの予測値**」のことです。

その平均余命は、厚労省が公表している「**生命表**」で確認ができます。生命表には2種類があります。国勢調査による人口動態統計などをもとに5年ごとに作成される「完全生命表」と、毎年作成の「簡易生命表」です。「2022(令和4)年の平均寿命とは、**同年に生まれた0歳児の平均余命**」を表しているわけです。

つい先だって、わたしの父は１０３歳の誕生日を迎えました。これを機に、父の「平均寿命」や「平均余命」が気になって調べてみました。その例を見てみましょう。

まず、図６を見てください。父は１９２１（大正10）年生まれなので、その年の平均余命は男性42・０６年・女性43・２年です。０歳時点なので、この平均余命がそのまま平均寿命になります。

その後、40歳になった１９６１（昭和36）年、65歳になった１９８６（昭和61）年、90歳になった２０１１（平成23）年時点の男性の平均余命をそれぞれ、ネットで公開されている「平均余命の年次推移」（https://www.mhlw.go.jp/toukei/saikin/hw/life/life09/sankou02.html https://www.mhlw.go.jp/toukei/saikin/hw/life/life11/dl/life11-02.pdf）で確認すると、順に、31・４４年、15・８６年、４・１４年でした。つまり、40歳の父は平均余命を足すと「71・４４歳まで生きるはず」となり、65歳では「80・８６歳ぐらいか」、90歳では「94・１４歳あたりか」となります。

このように、自分の年齢にとっての平均的な寿命を確認するには、年齢ごとに平均余命を足し算する必要があるわけです。父の場合は、「生まれたときには42年ぐらいの寿命かと思っていたら、１０３歳になり、それより61年も長生きした」という解釈になります。

図6 「完全生命表」による平均余命の年次推移

	年次	男					女				
		0歳	20歳	40歳	65歳	80歳	0歳	20歳	40歳	65歳	80歳
第1回	明治24-31	42.8	39.8	25.7	10.2	4.8	44.3	40.8	27.8	11.4	5.1
2	32-36	43.97	40.35	26.03	10.14	4.44	44.85	41.06	28.19	11.35	4.85
3	明治42-大正2	44.25	41.06	26.82	10.58	4.7	44.73	41.67	29.03	11.94	5.26
4	10-14	42.06	39.1	25.13	9.31	3.87	43.2	40.38	28.09	11.1	4.41
5	大正15-昭和5	44.82	40.18	25.74	9.64	4.15	46.54	42.12	29.01	11.58	4.73
6	10年度	46.92	40.41	26.22	9.89	4.2	49.63	43.22	29.65	11.88	4.67
8	昭和22年	50.06	40.89	26.88	10.16	4.62	53.96	44.87	30.39	12.22	5.09
9	25-27	59.57	46.43	29.65	11.35	5.04	62.97	49.58	32.77	13.36	5.64
10	30	63.6	48.47	30.85	11.82	5.25	67.75	52.25	34.34	14.13	6.12
11	35	65.32	49.08	31.02	11.62	4.91	70.19	53.39	34.9	14.1	5.88
12	40	67.74	50.18	31.73	11.88	4.81	72.92	54.85	35.91	14.56	5.8
13	45	69.31	51.26	32.68	12.5	5.26	74.66	56.11	37.01	15.34	6.27
14	50	71.73	53.27	34.41	13.72	5.7	76.89	58.04	38.76	16.56	6.76
15	55	73.35	54.56	35.52	14.56	6.08	78.76	59.66	40.23	17.68	7.33
16	60	74.78	55.74	36.63	15.52	6.51	80.48	61.2	41.72	18.94	8.07
17	平成2	75.92	56.77	37.58	16.22	6.88	81.9	62.54	43	20.03	8.72
18	7	76.38 (76.46)	57.16 (57.22)	37.96 (38.00)	16.48 (16.50)	7.13 (7.14)	82.85 (82.96)	63.46 (63.55)	43.91 (43.98)	20.94 (20.98)	9.47 (9.48)
19	12	77.72	58.33	39.13	17.54	7.96	84.6	65.08	45.52	22.42	10.6

平成7年の( )内は阪神・淡路大震災の影響を除去した値。厚生労働省発表資料より。 (単位:年)

どの年齢を基準にするのかによって数値は変わります。けっきょく、「そんなものかなあ」というところに落ち着くように思われます。

さて、２０２３（令和５）年の平均寿命（０歳児の平均余命）は、男性81・０９歳、女性87・１４歳と発表されました。同年に80歳になった男性は、「平均寿命まで、あと1年と少し」と思われるかもしれません。しかし、図７の「主な年齢の平均余命」を見てください。

80歳の男性の令和5年の平均余命は８・９８年です。つまり、平均的にはあと9年近くは生きるということです。

現在のご自身の実年齢から、平均余命を確認してみてください。皆さんの「実年齢＋平均余命」は、発表された平均寿命より長いでしょう。またその数字は、年齢が上がるにつれて、平均寿命との差が大きくなります。

平均余命とは、年齢ごとの生存数の余命の平均を予測して計算しているので、よく考えると当然のことではありません。混乱しやすいのですが、毎年発表時の平均寿命を聞いて、「自分はあと何年だ」とか、「もう平均寿命を何年も過ぎた」と思うのは間違いになります。

なお、平均寿命は、国内では都道府県ごとにも、世界では国や地域ごとに発表され、医

図7　令和5（2023）年と令和4（'22）年の「主な年齢の平均余命」

年齢	男			女		
	令和5年	令和4年	前年との差	令和5年	令和4年	前年との差
0歳	81.09	81.05	0.04	87.14	87.09	0.05
5	76.30	76.25	0.05	82.35	82.28	0.07
10	71.33	71.28	0.05	77.37	77.30	0.07
15	66.36	66.31	0.06	72.40	72.33	0.08
20	61.45	61.39	0.06	67.48	67.39	0.08
25	56.59	56.53	0.05	62.57	62.48	0.09
30	51.72	51.66	0.07	57.65	57.56	0.09
35	46.87	46.80	0.07	52.74	52.65	0.08
40	42.06	41.97	0.08	47.85	47.77	0.08
45	37.28	37.20	0.09	43.01	42.93	0.08
50	32.60	32.51	0.09	38.23	38.16	0.07
55	28.05	27.97	0.09	33.54	33.46	0.08
60	23.68	23.59	0.09	28.91	28.84	0.08
65	19.52	19.44	0.09	24.38	24.30	0.07
70	15.65	15.56	0.09	19.96	19.89	0.07
75	12.13	12.04	0.09	15.74	15.67	0.07
80	8.98	8.89	0.09	11.81	11.74	0.07
85	6.29	6.20	0.10	8.33	8.28	0.06
90	4.22	4.14	0.08	5.53	5.47	0.06

厚生労働省発表の資料より。　（単位：年）

療や衛生状態の水準を示す指標として活用されています。

健康寿命のものさし…「DALY」で病気別の比較を見える化

平均寿命の話題になると、「では、『健康寿命』はどうなのか」「長生きより、生活の質（QOL：Quality of Life）こそが重要だ」という議論がなされます。

「健康寿命」とはよく知られているとおり、「健康上の問題で医療や介護に依存しないで、制限されることなく日常生活を送ることができる期間」という意味です。

日本の平均寿命は現時点（２０２３年版の世界保健統計による２０１９年の統計）で世界一長いとされるため、日本人の高齢期における生活の質、医療の質、健康寿命は世界から注目され続けています。

平均寿命と健康寿命の差は「自立した生活を送れない介護や医療が必要になる期間」となり、その差が大きいほど、介護や医療を受ける期間も長くなります。

わたしが住む大阪府は現在、「大阪府『10歳若返り』プロジェクト」と題して、自治体、地元企業、大学などとともに「病気や身体の衰えなどで日常生活に支障があっても、いきいきと長く活躍することをめざす取り組み」を実施しています。

それというのも、このプロジェクトのパンフレットから数字を引用すると、大阪府民の平均寿命（令和2年）は全国では男性が41位（80・８１歳）、女性が36位（87・３７歳）であり、健康寿命（令和元年）は男性が41位（71・８８歳）、女性は40位（74・７８歳）。男女ともその順位の低さにくわえて、平均寿命と健康寿命の差が男性で約9年、女性で約13年もあることを危惧しての施策だそうです。

健康寿命は病気によって短くなるわけですが、では、その病気の存在が社会に対してどのくらいの損失を与えているのか、根拠ある数値で示すことはできるのでしょうか。

1990年ごろから世界的にその議論が進み、病気による負担を「定量化（質的にしか表現できないと考えられるものごとを、数値で量的に表すこと）」する指標として、世界保健機関（WHO）は、ハーバード大学（アメリカ）の研究者たちが提案した「**DALY**（**ダリー**）**：障害調整生存年数**（Disability Adjusted Life Years）」を採用しました。

聞きなれない用語かもしれませんが、「DALY」とは、ある疾病によって「死亡することの社会的損失」と、「障害を持ったまま生きることの社会的損失」を合わせて数値として表したものです。

何がわかるかというと、**病気やけがによる「健康損失」の程度を、性別、年齢別、地域別、疾病別に数値にして比較ができる**というものです。

たとえば、発展途上国は感染症や栄養不良による死亡や障害が多く、先進国は生活習慣病やうつ病によることが多いなどがわかるのです。それゆえに、DALYは、公衆衛生や医療政策の検討や評価に適しているとされます。

「死亡」「障害」から病気の負担のウェイトを見る

ではなぜ、「死亡」と「障害」を分けて考える必要があるのでしょうか。

ずっと以前、感染症が病気の中心にあった時代は、病気で「死ぬか、生き残るか」が重要でした。たとえば、食中毒を例に考えてみましょう。傷んだものを食べて急激な下痢や嘔吐《おうと》をした場合、重症化して命を落とすことさえなければ、治療によって元の元気な状態に回復します。そのため、死亡だけに注意します。

では、脳出血のケースはどうでしょうか。急激な脳出血を起こして命を落とす場合もあれば、幸い命は助かる場合もあります。ただ、助かったとしても、まひなどの後遺症によって仕事に復帰できないといったことが起こり得ます。

このように、病気になれば、死ぬか生きるかという2つの選択肢だけではなく、「障害を残すか」を考える必要があるのです。

次に、うつ病などの精神疾患はどうでしょうか。精神疾患の場合、病気そのもので命を落とすということはあまりありません（自殺はのぞく）。しかし、精神疾患により就職や復職が不可能なケースは多くあり、その経済的損失は計り得ません。

そこで、こうした損失に関する次の3つの指標が示されました。これらはさまざまな疾患を同じ土俵で比較できる便利な指標のため、公衆衛生では積極的に活用されています。

①ＹＬＬ（Years of Life Lost due to premature mortality）**損失生存年数**

その疾患で死亡することによって失われた年数

③ＹＬＤ（Years Lived with Disability）**障害生存年数**

その疾患による障害が、どのくらいの余命の損失に該当するか

④ＤＡＬＹ（Disability-Adjusted Life Years）**障害調整生存年数**

ＹＬＬとＹＬＤを合わせた概念（死亡と障害を合わせたもの）

命に関わる病気は、①のＹＬＬが大きくなります。また、命を落とすことは少ないものの、障害を残す病気は②のＹＬＤが大きくなります。そしてこの両者を合わせた考えかたが③の「ＤＡＬＹ」です。

これらを体感するために、アメリカワシントン大学保健指標・保健評価研究所のサイト「GBD Compare」（ＩＨＭＥ：Institute for Health Metrics and Evaluation）のサイト（https://

図8　「DALY」などの指標が「見える化」された「GBD Compare」

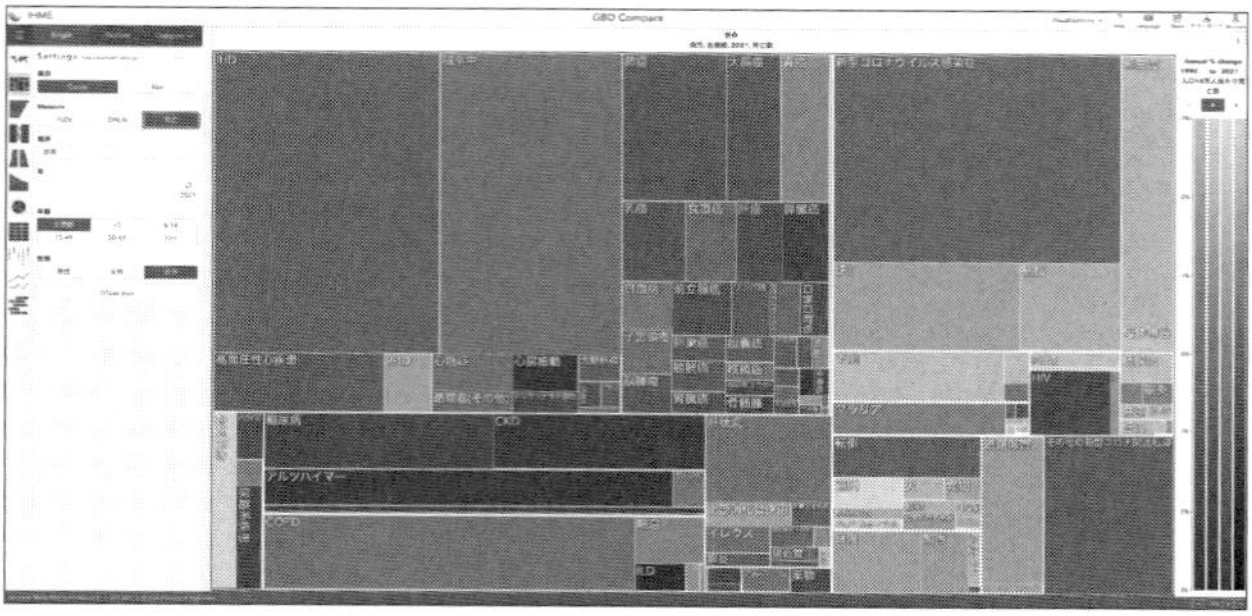

右上のLanguageでJapaneseを選べば日本語で表示されます。現在（2024年8月）、1990年から2021年までのデータが示されています。

vizhub.healthdata.org/gbd-compare/）を見てください（図８・サイトの閲覧が難しい場合は、本文を読み進めてもらえると概要は伝わると思います）。ＧＢＤとは「Global Burden of Disease」の略で、「世界の疾病負荷の比較」という意味です。

　画面左の「測定（Measure）」というところで「死亡（ＹＬＬ）」「ＹＬＤ」「ＤＡＬＹ」のいずれかが選べます。ではＤＡＬＹを選んでみましょう。最新（２０２１年）のデータでは、「虚血性心疾患（ＩＨＤ）」や「脳卒中」、また、「新型コロナウイルス感染症」「新生児に関する問題」が比較的大きな面積を占めているのがわかるでしょう。これらの疾患は世界的に見て、死亡と障害ともに大きな影響を与えているという意味です。

　地域、年、年齢、性別で限定して表示することもできます。また、「測定（Measure）」を「ＤＡＬＹ」ではなく「死亡（ＹＬＬ）」や「ＹＬＤ」に変えると、それぞれの疾患の面積がダイナミックに変わっていきます。

画面の左側で示したい内容を変えることもできます。たとえば、ＤＡＬＹを１９９０年と２０２１年で比較すると、「下気道感染症」や「結核」などの感染症（新型コロナウイルス感染症を除く）が全体的に順位を落とし、「がん」「糖尿病」といった生活習慣病関連や精神疾患の順位が上がっているのがわかります。

さらに、「測定（Measure）」を「ＹＬＤ」に切り替えると大幅に順序が変わり、１位が腰痛などの「筋骨格系疾患」、２位がうつ病などの「精神疾患」となります。

まとめると、こういうことです。

・疾患については、死亡するかどうかだけではなく、「障害を残すかどうか」も考え、その両方の視点から社会的損失を数値化する必要がある

・時代によって、世界の公衆衛生がターゲットにする疾患は変わっていく

もうひとつ、わたしの研究テーマのひとつであるうつ病を例に挙げましょう。１９９０

年代はうつ病の認知度はまだまだ低い状態でした。しかしＤＡＬＹやＹＬＤなどの概念ができて、精神疾患による社会的損失が明らかになるにつれ、ＷＨＯなど世界中の政策の中で、うつ病への対策が柱となってきました。

ひとつの例として、著名な医学ジャーナル『ランセット』（第十章）が２０２２年に１冊まるごとうつ病の特集号（The Lancet Commissions）[*3]を刊行しました。１９９０年代には考えられなかったことです。

図８（110ページ）のサイトで「うつ病」に注目し、「日本」を選んで、年代別、性別、また、「死亡」「ＹＬＤ」「ＤＡＬＹ」を選ぶと、うつ病の面積が変化します。うつ病や、何か知りたい病気についてその変化を見ると、病気ごとに死亡や障害の程度についての指標が反映されるわけです。

このサイトからは、思い込みやイメージではない、現実の指標を読み取ることができます。自分が気になる病気が、社会にどれくらいの影響を与えているのかを、条件を変えていろいろなパターンで確認してみましょう。

病気には、自分の身近にあってよく知っている病気、名前だけ聞いたことのある病気、あるいはまったく聞いたことのない病気があります。それらの負担は、「死亡」「障害」の両方の観点から、世界的視点ではどれくらいのウェイトを占めているのかを知っておくこと――それは、個人の病気と平均寿命、健康寿命を考えるきっかけや指標となるでしょう。

第七章　医療の「エビデンス」には6つの「レベル」がある

「エビデンスって何ですか」。よく尋ねられることのひとつです。近ごろでは、ことばそのものはようやく知られてきましたが、医療分野においてはどういう意味なのか、そしてエビデンスにも「レベル」があり、そのレベルとは何を示すのか、指標は何なのか。改めて具体的に把握しておくと、医学情報の選びかたや理解の度合いが進むでしょう。本章では、医学においてはエビデンスがどのように構築されるのかについて述べます。

「エビデンスに基づく医療」＝「EBM」の考えかた

「昔はエビデンスなんてことばは聞くことがなかった。いったい、いつから言われ始めたのか」とも聞かれます。

わたしは、医学生に医療情報のエビデンスについての講義をしています。エビデンスに基づいた医療が昔から実践されてきたと思っている医学生もいますが、実はそうではありません。

「エビデンスに基づく医療」＝「ＥＢＭ（Evidence-Based Medicine）」という考えかた、用語は、１９９０年、カナダの研究者のデイビッド・サケットが提唱し、ゴードン・ガヤットが名づけて以来、世界に広まりました。*1

治療は「最善のエビデンス」に、「医師の経験」「患者さんの希望・価値観」を総合的に考えて意思決定をしようという考えかたです。

日本で注目され始めたのは２０００年ごろで、このころから常に最新で最善のエビデンスを求め、治療にいかす取り組みが始まりました。「エビデンスなど、昔は聞いたことがなかった」という年配の人が多いのは、ＥＢＭの概念の歴史がまだ浅いからでしょう。

医療のエビデンスは「臨床研究」の結果から得られる

エビデンスとは、「証拠・根拠・証言」という意味です。医学分野に限った専門用語ではなく、現在ではさまざまな分野で情報に対して求められています。とくに科学の分野では重視されていて、エビデンスとは「**医学的根拠**」や「**科学的根拠**」を表すことばとして使われます。

医学の場合、たとえば、「喫煙している人は喫煙していない人と比べて、肺がんになるリスクが何倍になるのか」とか、「うつ病の患者さんが抗うつ薬を服用することで、何人中何人がよくなるのか」など、特定の病気や症状に有効な治療法を報告するときに、**ヒトを対象とした「臨床研究」**の結果を示します。その研究結果からエビデンスが得られ、医療者の間では、「患者さんにエビデンスを示して治療法を説明する」などと表現されます。実際に、臨床研究は医学的なエビデンスを構築する作業となります。

エビデンスにレベルがある理由

では、「エビデンスレベル」とは、具体的に何を示すのでしょうか。

「レベル」とは普段からよく用いられるとおり、「水準・程度の大きさや強さ・段階」などを指します。つまり、エビデンスレベルとは「**科学的根拠の信頼性の強弱や指標、目安**」のことをいいます。

「その医学研究のエビデンスレベルは高い」とは、「その医学研究の科学的根拠の信頼性は高い」ということです。

それならば、「そもそもエビデンスがある事実情報なら、すでに証拠が裏付けされているのでは？　なぜレベルがあるの？」と思うでしょう。

たとえば、「ひとりの医師の経験として報告された治療法」もひとつのエビデンスといえるのですが（エビデンスレベル6。後述）、それはひとりの医師の経験であって複数の研究から得られた結果ではないために、根拠としては非常に弱くなります。

また、「エビデンスがある」とされる治療法のすべてが、絶対的に真実だという保証はありません。そのため、研究の手法によってエビデンスレベルの基準が決められています。

医学研究では、ある治療ではどれくらいの人が治癒したか、副作用はどうかなどのデータを集めて、研究成果として発表されます。その医学研究の方法にはいくつかの種類があり、それを「**研究デザイン**」といいます。研究デザインの違いによって得られるエビデンスには強弱、つまりレベルがあるわけです。

研究デザインは大きく2つに分かれます。ある治療を受けた人と受けなかった人の自然経過を追跡する研究デザインと、治療を受けるか受けないかをくじ引き等でランダムに決める研究デザインです。

前者は、治療の自然経過を観察しているのみなので「**観察研究**（observational study）」、後者は、研究者が治療するかどうかを意図的に介入して決めているので「**介入研究**（intervention study）」と呼び、それぞれにまた複数の研究デザインがあります。

このあと説明するエビデンスレベルの段階ごとに、いくつかの研究デザインが登場しますが、**治療法に関する研究の場合、観察研究より介入研究のほうが信頼度のレベルは高くなります**。

介入研究である「**ランダム化比較試験**」（後述）は信頼性が高く、また、複数のランダム化比較試験の結果を統合して解析する「**システマティックレビュー**」（後述）や「**メタアナリシス**」（後述）の結果はエビデンスレベル1となり、もっとも信頼性が高くなるといった具合です。

「エビデンスレベル1～6」のそれぞれの基準

次に、そのエビデンスレベルの基準について、具体的に見ていきましょう。

治療の有効性に関するエビデンスは、「信頼性がもっとも高いレベル1」から、「信頼性がもっとも低いレベル6」まであります。レベルが低い順から、研究デザインの種類を示して説明します。

〈エビデンスレベル6〉

実際に検証されたデータに基づいているかどうかわからない「**専門家の意見**」。

たとえば、医学専門誌やテレビ番組などで医師や専門家が、「わたしの長年の経験で実感しているのですが、○○の症状には、△△の治療法が有効です」と発言したとしましょう。この場合、発言者が医師であっても「個人の経験・見解」であり、その治療法にどの程度の医学的根拠があるのかはわかりません。そのため、信頼度はもっとも低いレベル6に分類されます。

〈エビデンスレベル5〉

珍しい疾患や新しい治療法で効果があった場合に、医学論文や医学会で発表される「△△の薬によって○○の症状に改善がみられた」という「**症例報告**」。

症例報告とは、実際に患者さんに対してある治療を行ったことでどうなったかの経過報告であり、専門家たちが共有し、さらなる研究を進めるうえで重要な情報となります。

ただし症例報告は、その人にはその治療法が有効であったとしても、「もしその治療を行わなかった際にはどうなっていたのか」といった、研究にとってもっとも重要な、「治療をした場合としなかった場合の結果の比較」ができていない段階です。その治療を行っていなくても、自然に回復していたかもしれず、また、その治療をしなかったほうが早く改善していたかもしれません。そのため、症例報告はレベル５に分類されます。

〈エビデンスレベル４〉

「**症例対照研究**（**後ろ向き研究**）」や「**コホート研究**（**前向き研究**）」など。

症例対照研究は、ある病気を発症した人と発症しなかった人のそれぞれの生活習慣や基礎疾患の有無などを、カルテなどの記録から過去にさかのぼって調査し、病気の要因を見つける方法です。時間軸をさかのぼって研究するため、「後ろ向き研究（retrospective study）」とも呼ばれます。

「後ろ向き」とは、考えかたが消極的だとか、物体の後ろ側が見えているといった意味ではありません。たとえば、「心筋梗塞と喫煙歴の関連性について、心筋梗塞になった人とそうでない人について、カルテを過去にさかのぼって調べて、喫煙歴を比較する」といった研究方法を指します。

一方、「コホート研究（cohort study）」のコホートとは「大きな集団」を指し、まだその病気にかかっていない多数の人を集めて、現在から未来に向かってデータを収集します。この研究方法では、どのような要因や特性を持つ人が発症するのかを長期にわたって追跡し、分析します。時間軸に沿って研究するので、「前向き研究」と呼ばれます。

たとえば、「喫煙している人と喫煙していない人を、数年から数十年にわたって追跡し、心筋梗塞の発症率を比較する」といった研究の方法をいいます。

世界的に評価が高いことで知られる日本のコホート研究に、1961年から九州大学が実施している「**久山町《ひさやままち》コホート研究**」が挙げられます。福岡県の久山町で、住民を対象にした脳卒中、虚血性心疾患、認知症、慢性腎臓病、高血圧、糖尿病、胃がん、大腸がん、ゲノム疫学、眼科、心身医学などの疫学調査が行われています。

後ろ向き研究と前向き研究では、同じレベル4であっても、「コホート研究（前向き研究）」のほうが信頼性は高くなります。後ろ向き研究でいざデータを集めようと思っても、そもそもデータがカルテなどに記録されていなければどうしようもありません。その点、前向き研究の場合はこれからデータを集めるので、正確に調べることができるからです。

また、「**横断研究**（cross-sectional study）」と「**縦断研究**（longitudinal study）」に分類することもあります。前者は、アンケート調査など、特定の集団に対してある一時点で調査する研究のことで、これもレベル4に含まれます。後者は特定の集団に対して長期間にわたって追跡調査を行い、データを収集します。前述の前向き研究、後ろ向き研究がこれに該当します。

〈エビデンスレベル3〉
「非ランダム化比較試験」を実施した研究。

非ランダム化を理解するには、先に「ランダム（random）化」（次の項目・レベル2の研究デザインのこと）とは何かを把握したほうがわかりやすいので、まず、そちらを説明します。「ランダム化」とは、98・99ページで述べたように、くじ引きなどを使ってグループを分ける方法です。まさにランダムに振り分けられ、恣意的にグループ分けを操作することができません。

一方、「非ランダム化」とは、そこまで厳格には分けない方法のことです。たとえば、カルテ番号を偶数と奇数で分けるとか、来院の順番に交互に振り分けるなどです。

このように、ランダムなグループ分けをせずに実施された「非ランダム化比較試験」の結果は、ランダム化比較試験より信頼性が低くなるため、レベルがひとつ低いレベル3として分類されます。

〈エビデンスレベル2〉

「ランダム化比較試験」を実施した研究。

たとえば、新しい薬の開発をする際、その薬を「使うグループ」と「使わないグループ」とに、くじ引きやコンピューターでランダムに分けて、グループごとの効果の違いを検証します。

ランダムに分けることで、結果に影響を与えそうな背景や要因を両グループで均等にすることができて、平等な比較が可能になります。また、被験者が「自分は新薬を服用している」と認識している場合、実際の治療効果とは関係なく改善することがあります。

そのため、効果はないけれど見た目はまったく同じプラセボ薬（偽薬）を使って、どちらを服用しているかわからなくすることがあります。これを「**盲検化**（**ブラインド化**）」といいます。

このランダム化比較試験ではもっとも正確に効果が検証できるため、新しい薬を開発する際の「**治験**《ちけん》」では必ず行われます。治験とは、ヒトを対象に、新しい薬や治療法の効果、また安全性を科学的に調べる臨床試験のことです。

製薬会社は「くすりの候補」を用いて国の承認を得るために治験を行い、研究結果を集めます。その治験は省令に定められた要件を満たす病院のみで行われます。

〈エビデンスレベル1〉

「システマティックレビュー（系統的レビュー）」と**「メタアナリシス（メタ解析）」**。

ひとつのテーマに対して、世界中で複数のランダム化比較試験が行われています。しかし、それらの結果は必ずしも一致していません。たとえばある薬の有効性に関して、A大学での研究では有効で、B大学の研究では無効といった結果になることもあります。これでは、どうしていいか答えが出ません。

そこで一定の基準を用いて、同じテーマの研究を徹底的に探し出して系統的に批評や再検討する「システマティックレビュー」や、さらに、個々の研究の結果を統計学的な手法で合体させ、数値で表す「メタアナリシス」という方法によって結果を得ます。それがエ

図9　治療に関する研究デザインのエビデンスレベル

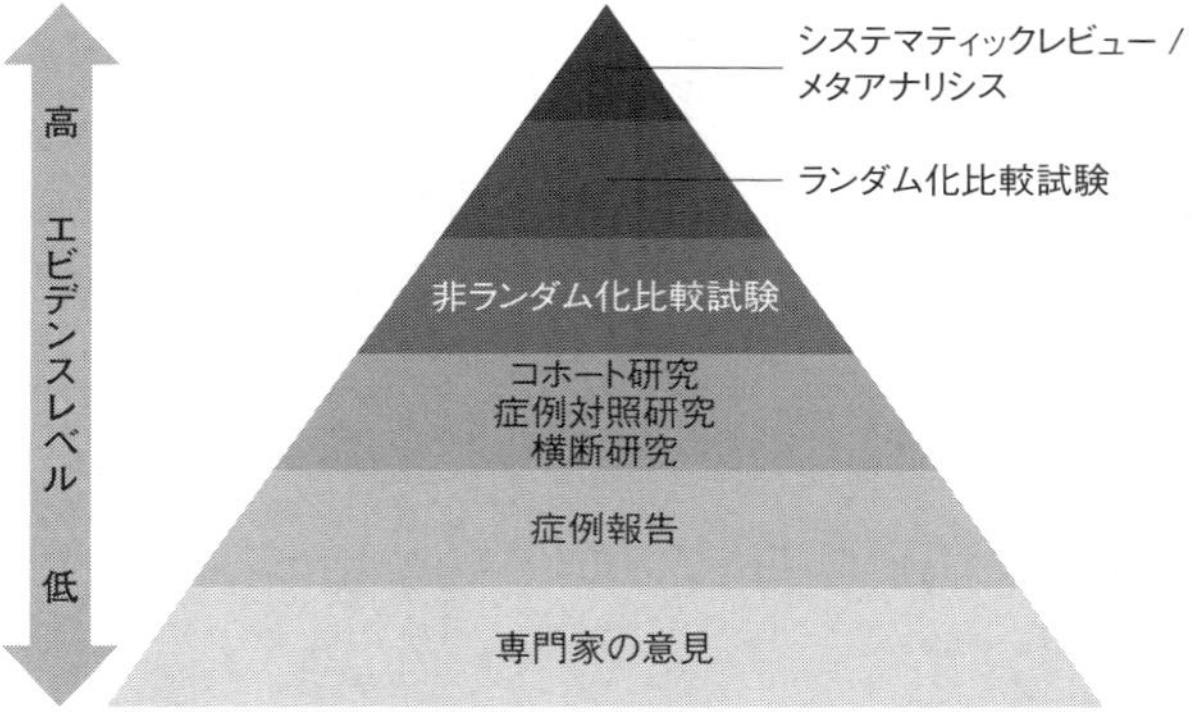

エビデンスは下から上に向かって蓄積されていきます。その「レベル」は、ピラミッドの上に行くほど高くなります。

ビデンスの信頼性がもっとも高いレベル1です。

ある治療法が開発されたとします。そうすると、世界中でその治療法についてのさまざまな臨床研究が行われます。そしてそれらから無数のエビデンスが得られます。では、どういう状態になればもっとも信頼できるのかと問われると、レベル2のランダム化比較試験が複数実施されて、それらを統合したシステマティックレビューやメタアナリシスが行われ、その結果が得られていること、と言えます。それゆえに、この結果がレベル1となるのです（図9）。

レベルが高いから正しいのか？

ただし、エビデンスレベル1の情報であっても、さらに新しい別のランダム化比較試験の結果が出ると、それを含めて研究を更新する必要があります。システマティックレビューやメタアナリシスの結果にも「賞味期限」があり、将来にわたってそのエビデンスが正しいことを保証するものではありません。

重要な考えなのでくり返しますが、「エビデンスレベル1であっても絶対的にそれが真実だと保証できるものではない」ということも頭に入れておきましょう。

ここまでみてきたように、エビデンスのレベルは、研究デザインの正確さの順番に6つに分類されてはいますが、レベルが高いから正しい、あるいは、低いから間違っている、ということを示すものではありません。

この項目の最初に、専門家の意見は信頼性が低いからレベル6だと述べましたが、だからといってどの専門家も間違った情報を話しているわけではなく、また、まれな病気の場合はレベル5の症例報告しか存在しないケースもあります。

エビデンスレベルとは、できるだけ真実に近い、良質なエビデンスを得るための手法の確実さの基準と言えます。

では、エビデンスレベルは医療において何に活用されているのでしょうか。確かな医療情報を探す読者の皆さんにとっては、そこが重要なことでしょう。

1人の医師が、たとえば、うつ病、糖尿病、心臓病、がんなどの病気に関して、エビデンスレベルの高い最新の論文を日々検索し、自分の診療に役立てることは時間的な問題などからなかなかたいへんです。

そこで、病気ごとにさまざまに存在する医学会によって、医師の診療の指針となる「**診療ガイドライン**」が作成されています。それには、エビデンスレベルの高い研究結果に基づいて、「このAの治療法はどのぐらい勧めることができるのか」といった推奨の度合いが明記されています。

その各種の診療ガイドラインの中には、一般にネット上や書籍で公開されていて、誰でも無料で閲覧できるものも増えてきました。次章で詳しく紹介しましょう。

第八章　確かな医療情報は「診療ガイドライン」にあり

本章では、適切な健康や医療の情報を入手するコツとして、各医学会が作成する医療情報の信頼性が高い病気別の「診療ガイドライン」や、それをわかりやすく解説する「一般向け解説書」の存在、また、それらをまとめたサイト「Ｍｉｎｄｓ（マインズ）ガイドラインライブラリ」にアクセスして便利に検索する方法について、具体的に紹介します。

「診療ガイドライン」とは医師の診療手引書

メディアで医師らが、「この治療法は診療ガイドラインに記載されていて……」などと発言することがあるでしょう。診療ガイドラインについて、エビデンスやエビデンスレベル（第七章参照）の概要とともに知っておくと、興味がある病気の内容と治療法への理解が進みます。

診療ガイドラインとは、「**医師や医療関係者向きに、さまざまな診療分野の医学会が作成した診療についての手引書**」のことです。医療現場での診断、治療、予防、予後などの重要なポイントについて、最新のエビデンスが各分野の専門家によって解説されています。

すべてではありませんが、ウェブ上で公開されている診療ガイドラインも多数あります。「何が書いてあるかさっぱりわからない」と言われることも多いのですが、後ほど、わかりやすい一般向けの解説書や、検索法、簡便なアクセス法を紹介します。ひとまず、「こういうものがある」ことを知ってもらいたく、ほんの一部ながら例示しておくので、ネットで検索をしてのぞいてみてください。なお、どれも現時点での最新版ですが、数年ごとに改訂されるので、必ずその都度の最新版を見つけましょう（がんの種類ごとの診療ガイドラインについては第九章で紹介します。ここではがん以外の病気を挙げます）。

・**『日本うつ病学会治療ガイドライン――高齢者のうつ病治療ガイドライン』**（２０２２年改訂）　日本うつ病学会
・**『胃食道逆流症（ＧＥＲＤ）診療ガイドライン２０２１』**　日本消化器病学会
・**『糖尿病診療ガイドライン２０２４』**　日本糖尿病学会

・『**頭痛の診療ガイドライン２０２１**』　日本神経学会
・『**関節リウマチ診療ガイドライン２０２４（改訂）**』　日本リウマチ学会
・『**アトピー性皮膚炎診療ガイドライン２０２１**』　日本皮膚科学会

現在の医療において「確かな医療情報とはどこにあるのか」と問われると、「診療ガイドラインを参考にしてください」というのが適切な答えといえます。冒頭で述べた、メディアで医師らが「診療ガイドラインでは、これこれしかじかと記されていて……」と説明する場合が多いのは、こうした理由からでしょう。

医師は日々の診療の中で多種の疑問に遭遇します。たとえばわたしの専門領域の精神科では、「うつ病が改善した後も抗うつ薬の服用は続けるほうがいいのか」「高齢者のうつ病に有用な精神療法は」など、さまざまにあります。これを「**クリニカルクエスチョン**（C**Q：臨床疑問**）」といいます。

こうした疑問が生じたとき、医師は自身の医学的知識や経験などで対処しています。しかし、複数の方法が考えられるケースや、自分の知識が古くないかなどを確認したい場合が頻繁にあり、そうしたときに最新の診療ガイドラインを参考にします。

診療ガイドラインは誰がつくる?

診療ガイドラインは病気ごとに存在し、各医学会が作成すると述べましたが、「具体的にどこの誰が作成しているの?」という疑問も浮かぶでしょう。

各医学会はまず、対象の病気の専門家を集めた「診療ガイドライン作成委員会」を設け、そのメンバーがそれぞれの担当分野について執筆します。メンバーの氏名と所属先の病院や研究機関は、各診療ガイドラインの巻頭や巻末に列挙されています。

わたしは『日本うつ病学会診療ガイドライン　双極性障害（双極症）2023』（日本うつ病学会）と『統合失調症薬物治療ガイドライン2022』（日本神経精神薬理学会）の作成委員会の委員です。この2つはガイドラインを探す方法として、後ほど例示をします。

どのようにして作成するかというと、まず、対照となる病気に関する重要なクリニカルクエスチョンが設定されます。たとえば、先述の「うつ病が改善した後も抗うつ薬の服用は続けるほうがいいのか」という疑問などです。

次に、それに関してすでに発表されている世界中の医学研究論文を収集、選択、評価、分析して、最新のエビデンスをまとめます。つまり、第七章で述べた「**システマティック**

レビュー」や「**メタアナリシス**（**メタ解析**）」を実施したり、すでに適切な論文が発表されている場合はそれを引用したりします。

しかし、クリニカルクエスチョンが漠然としていると、適切な論文を見つけることができません。そのため、次の4つの要素を用いて、リサーチしやすいように定式化します。その4つの要素は、各頭文字をとって「ＰＩＣＯ（ピコ）」と呼ばれます。

Ｐ（Patient）……**どのような患者に対して**
Ｉ（Intervention）……**ある治療をすることは**
Ｃ（Comparison）……**別の治療をすること**（あるいは治療をしないこと）**と比較して**
Ｏ（Outcome）……**結果がどうなるのか**

たとえば、「うつ病が改善した後も抗うつ薬の服用は続けるほうがいいのか」という臨床疑問をこの4つの要素に定式化するとこうなります。

Ｐ……症状が改善したうつ病の患者さんに対して

I……抗うつ薬を継続することは
C……抗うつ薬を中止することと比較して
O……再発率はどうなるのか

診療ガイドラインはこのように定式化された多くのクリニカルクエスチョンから成り立っています。

診療ガイドラインの作成の過程ではまず、多くのクリニカルクエスチョンの案がつくられます。しかし、そのすべてが採用されるわけではありません。作成メンバーによる会議で、重要なクリニカルクエスチョンが選定されます。

また、特筆すべきこととして、最近では、患者さんや一般の市民も診療ガイドラインの作成メンバーに参加していただくことが増えました。医療者ら専門家の観点だけではなく、患者さんの視点や価値観を取り入れることはとても重要だからです。

この活動は「患者・市民参画」とされ、英語で"Patient and Public Involvement"、略して「PPI」と呼ばれています。厚労省は、「患者やその家族、市民の方々の経験や知見・想《おも》いを積極的に将来の治療やケアの研究開発、医療の運営などのために活《い》かしていこうとする取り組み」と定義しています。

前述の『統合失調症薬物治療ガイドライン２０２２』も、ＰＰＩの信念に基づいて、患者さんやご家族とともに作成しています。今後、多くの分野で実践されていくでしょう。

診療ガイドラインには「治療法の推奨度」が記されている

次に、診療ガイドラインには何が書かれているのでしょうか。

診療ガイドラインには、医師が患者さんを診療する際に、「解決したいクリニカルクエスチョンに対しての現時点での最善の回答」が示されています。

多くの診療ガイドラインでは、複数のエビデンスを総合的に評価するために、先述のシステマティックレビューなどを経て、ある治療法を行う、または行わないことの推奨の強さを「強い」か「弱い」かで示し、その根拠となるエビデンスの確実性が「強い」「中程度」「弱い」「非常に弱い」などに分類して表示しています（ガイドラインによって推奨度の表現は異なることがあります。表示形式は各ガイドラインで説明されています）。

この情報は診療ガイドラインのもっとも重要な部分であり、診療ガイドラインとは、推奨度とエビデンスの確実性を具体的に示す文書であるわけです。

たとえば、『統合失調症薬物治療ガイドライン2022』を見ると、「急性期の統合失調症に抗精神病薬治療は有用か?」という臨床疑問に対して、「抗精神病薬治療を行うことを強く推奨する」と記されてます。

通常の臨床では、すでに統合失調症に対して抗精神病薬治療が一般的に行われているため、「何をいまさらガイドラインに書く必要があるの?」と思われるかもしれません。実はガイドラインで指定される臨床疑問は、特殊な新しい治療法ではなく、普段から実施している治療法に関するものが多いのです。

では、それはなぜでしょうか。野球を例に考えてみましょう。

仮に、「野球ガイドライン」なるものをつくるとします。その臨床疑問のひとつに、「ノーアウトで1塁にランナーが出た場合、送りバントは有用か?」が挙がりました。

この答えを得るために、過去のデータをすべて調べ、送りバントをした場合と、送りバントではなくヒッティングした場合とで、どちらが得点につながることが多かったかのエビデンスを調べたところ、送りバントをしたほうが得点につながることが圧倒的に多かったという結果が得られました。これに基づき、野球ガイドライン委員会は、「送りバントを強く推奨する」という結論を出しました。

さて、これを聞いてどう思われましたか。「送りバントをしたほうが良いなんて、当たり前じゃないの?」「それよりも、どういうときにヒットエンドランをしたほうがいいかを知りたいのに」と思った人も多いのではないでしょうか。

このように、大量のデータを分析すると、手堅い方法を選ぶほうが、奇襲よりも良い結果になります。ただし、これはヒットエンドランをしてはいけないと伝えているわけではありません。実際の試合では、奇襲が成功して試合の流れが変わることがあります。ヒットエンドランはときに有効な結果を生むでしょう。だからといって、送りバントをほとんどしないチームが、年間を通じて優勝するでしょうか。優勝するのはおそらく、確実に送りバントを決められるチームです。

医療も同じです。診療ガイドラインで推奨している治療法を実施する義務はありません。ときには、別の治療法が成功することもあるでしょう。しかし総合的に考えると、診療ガイドラインで推奨する治療法のほうが有効である確率が高いのです。

一般向けのわかりやすい「解説書」がある

まだあまり社会に知られていないようですが、ここ数年で、「患者さんや家族の皆さんを対象にした、**一般向けの診療ガイドラインの解説書**」（以下、一般向け解説書）も発行され始めています。

これは、医師向けの診療ガイドラインの作成委員会などが、一般の方を対象にわかりやすく解説した文書です。くり返しになりますが、こちらも、ネット上で公開されているものは無料で閲覧ができます。

現在公開されている「一般向け解説書」には、たとえば、次のものがあります。これもどういうものかを知るために、検索してアクセスしてみてください。先述の医師向けの診療ガイドラインとは、説明文もレイアウトも大きく異なり、読みやすいことに気づくでしょう（各種のがんの「一般向け解説書」は第九章で紹介）。

・高血圧：日本高血圧学会による『**一般向け「高血圧治療ガイドライン2019」解説冊子　高血圧の話**』（図10）
・胃食道逆流症：日本消化器病学会による『**患者さんとご家族のための胃食道逆流症（GERD）ガイド　2023**』（図11）

図10　『一般向け「高血圧治療ガイドライン2019」解説冊子　高血圧の話』（日本高血圧学会ほか）カラー、全20ページ。

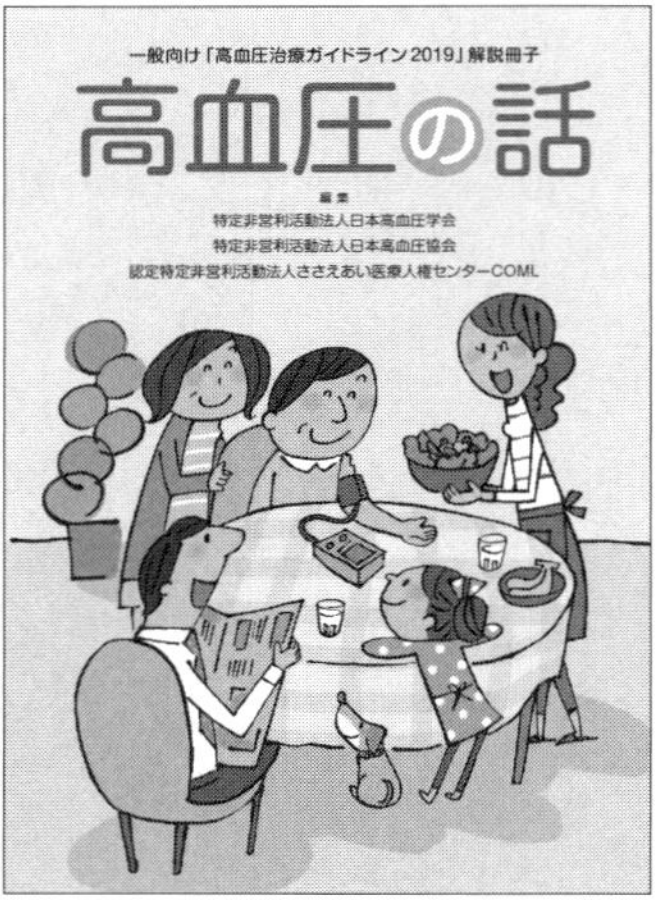

ネット上で公開されています（https://www.jpnsh.jp/data/jsh2019_gen.pdf）。常に最新版を検索してください。

・過敏性腸症候群：日本消化器病学会による『患者さんとご家族のための**過敏性腸症候群（ＩＢＳ）ガイド２０２３**』「一般向け解説書」を読まれた患者さんは、「イラストがふんだんに使われていて、専門的なことも日常使いのことばで説明してあり、大きな字でかなりわかりやすかった」と話す人が多く、最新の確かな医療情報を読みやすく伝える有用な媒体だと思います。

ただし、増えてきているとはいうものの、その数はまだまだ少ないのが現状です。

医師向けの診療ガイドラインは書籍にして刊行しますが、ウェブサイトで公開することを前提に作成するケースも多くあります。しかしウェブサイトで公開するまでの作業に時間がかかるため、書籍刊行よりも公開が遅れることもよくあります。

「一般向け解説書」のほうはさらにその後に作成されるために時間が必要となり、各医学会が公開に向けて努力をしているようですが、なかなか追いついていません。ただ、第九章で紹介するがんの情報については、充実してきています。

診療ガイドラインが検索できる便利なサイトがある

知りたい病気の診療ガイドラインや、「一般向け解説書」をネット上で探すにあたっての便利な総合サイトと、そのアクセス方法について紹介します。

日本には、診療ガイドラインの作成を推進する「Ｍｉｎｄｓ（マインズ）」（Medical Information Distribution Service）という団体（公益財団法人日本医療機能評価機構）

図11 『患者さんとご家族のための胃食道逆流症（GERD）ガイド2023』（日本消化器病学会）の表紙。カラー、全11ページ。

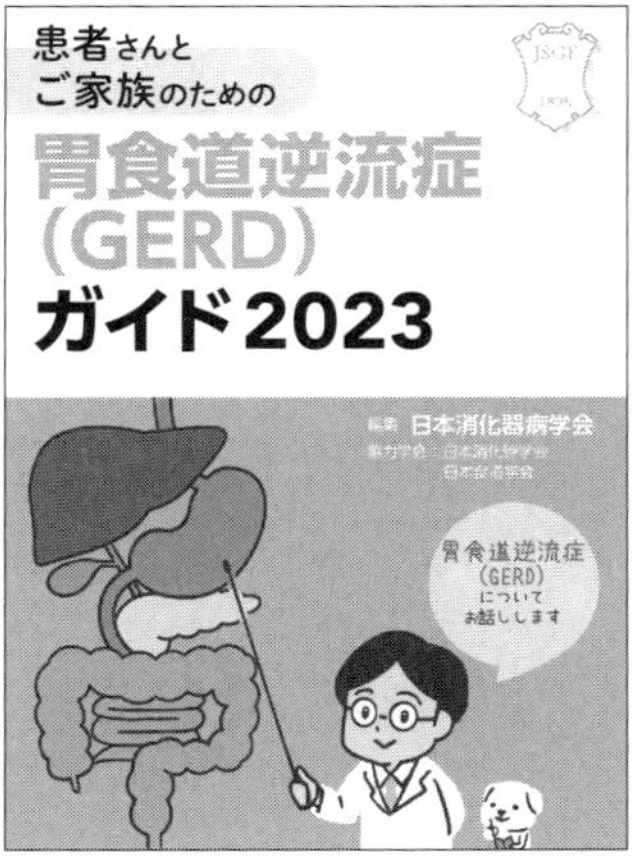

患者さんとご家族のための
胃食道逆流症(GERD)ガイド2023
編集 日本消化器病学会
胃食道逆流症(GERD)についてお話しします

ネット上で公開されています（https://www.jsge.or.jp/committees/guideline/disease/pdf/gerd_2023.pdf）。常に最新版を検索してください。

があり、[1] 厚労省によるＥＢＭ（114・115ページ）の普及推進を行っています。

このＭｉｎｄｓは、日本国内で公表されている診療ガイドラインの総まとめサイト「**Ｍｉｎｄｓガイドラインライブラリ**[2]」を運営しています。同サイトでは、各病気、体の部位、臓器別などのキーワードで簡単に病気ごとの診療ガイドラインを検索することができるので活用してください（図12）。

トップページで知りたい病気を検索すると、図13（142ページ）の「ガイドラインを探す」という画面に移り、ヒットしたいくつかのタイトルから読みたいものを選びます。

ヒットした診療ガイドラインが公開されているかどうかは、画面左下の「基本情報」にある「公開ステータス」を見てください。「本文公開中」とあれば、左上にそのリンク先が貼られています。「本文公開交渉中」「本文公開画面作成中」とある場合はまだ公開されておらず、準備中ということです。

そして同サイトでは、「一般向け解説書」も同時に検索することができます。たとえば、図12の「キーワード」の窓に「高血圧」と入力して検索すると、図13の画面に移って、いくつかの診療ガイドラインのタイトルが一覧で並びます。このとき、左下の「学会版ガイドライン解説」にチェックを入れると、数秒で、一般向け解説書「高血圧の話」のタイトル

図12　「Mindsガイドラインライブラリ」のトップページ

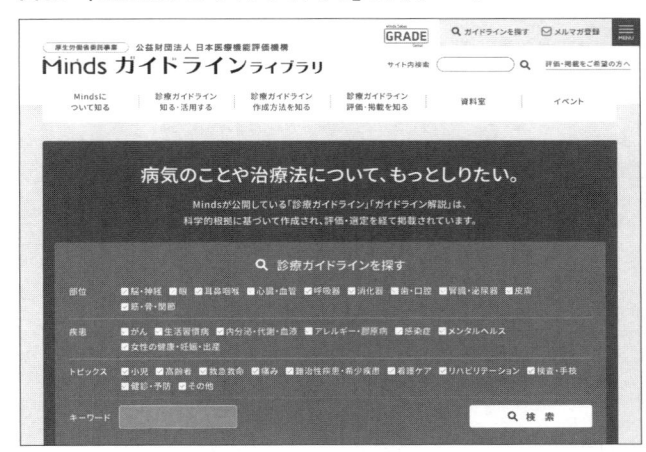

2023年年末に全面リニューアルされ、トップページの「診療ガイドラインを探す」という検索覧が目立ち、検索しやすくなっています。https://minds.jcqhc.or.jp

が表示されます。それをクリックすると全ページを閲覧することができます。

もうひとつ、検索で注意しておきたいケースがあります。まず先述の「統合失調症薬物治療ガイドライン」と入力して検索すると、現時点では最新版の「2022」がヒットし、公開されていることがわかります。

一方、前述のように図13の一般向けの「学会版ガイドライン解説」をチェックしても、現在はまだ「0件」となってヒットしません。実は、日本神経精神薬理学会のウェブサイトではすでに、一般向けの最新版『統合失調症薬物治療ガイド2022—患者と支援者

図13　「Mindsガイドラインライブラリ」の「ガイドラインを探す」画面

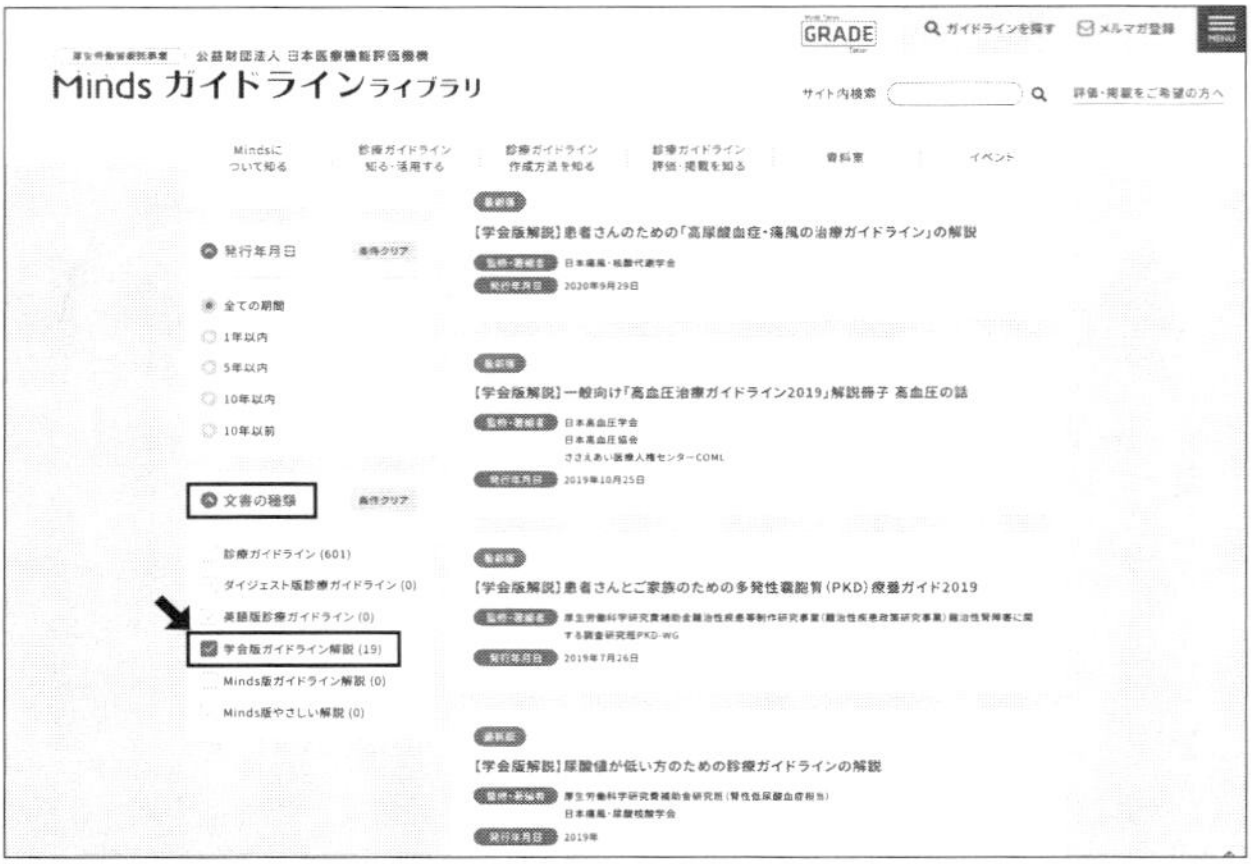

左下にある「文書の書類」から「学会版ガイドライン解説」を選ぶと、その病気に一般向け解説書が存在する場合は、右側に【学会版解説】から始まるタイトルが表示されます。

のために――』が公開されているのですが、Mindsではまだアップされていないということです。また、有料ですが書籍としては販売されています。

Mindsで見つからない場合は、各診療ガイドラインを発行する医学会のウェブサイトに掲載されていないかを確認してください。

もうひとつ、「一般向け解説書」を探すにあたり、「文書の種類」の中に「Minds版ガイドライン解説」や「Minds版やさしい解説」というカテゴリもありますが、これは現在、「準備ができ次第公開」となっています。

治療の選択に診療ガイドラインや解説書を活用する

病気やけがで医療機関を受診したとき、治療法についていくつかの選択肢を医師から提示されるでしょう。

患者さんは、そのときの症状の程度、病気やけがの状態、また、仕事や家庭環境などを踏まえて、それぞれの選択肢のメリットは何で、デメリットは何かを総合的に考えながら、「自分にとって最適な方法」を選ぶことになります。しかし、急にそのような治療の選択肢を提示されても、よくわからないこと、迷うこと、不安になることもあるでしょう。そんなとき、「診療ガイドライン」や、「一般向け解説書」を読んでみると、ヒントになる情報がみつかるかもしれません。

自分や家族、身近な人が病気になったとき、「いま、どういう治療法や検査法があるのか」をあらかじめ知っておくと、選択肢の幅が広がり、また、医師から提示される選択肢を理解し、積極的に治療に取り組むことができる場合があるはずです。

医師から治療法の提案があったときに、その方法を診療ガイドラインや解説書で確認すること、そして質問や疑問があれば、医師に「診療ガイドラインではこう書いてあるが、わたしの治療法ではどうなのか」と具体的に尋ねることもできるでしょう。

第九章　「がん情報サービス」
…わかりやすい公式情報はここにある

本章では、とくに患者さんからの質問が多い、「がんの確かな医療情報はどこにあるのか」について、診療ガイドラインの中でも各種のがんに関するものと、一般向けのわかりやすい解説をとりまとめるウェブサイトの存在、その内容、また、「統合医療」とは何かについて紹介します。

がんの診療ガイドラインは充実している

多くの病気の中でも、がんに関する情報はネット上のみならず、どのメディアにもあふれています。適切な情報を探すにあたっては、「いったい何を参考にすればいいのか」「情報の質の確認はどうすればいいのか」といった疑問や疑念がわくのは当然でしょう。

医師や医療関係者が述べている内容であっても、それが自分の症状を改善させるにあたって有用なエビデンスに基づく情報かどうかは、なかなか判断がつかないことも多いのではないでしょうか。

どこにあるどの情報を参考にすればいいのか。その結論は、第八章で述べたように、「エビデンスに基づいた確かな医療情報は『診療ガイドライン』にあり」といえます。特筆すべきことは、各種のがんに関しては、それぞれの診療ガイドラインの公開が充実しているということです。

そして、各種の診療ガイドラインのいくつかは、第八章で紹介した「Ｍｉｎｄｓガイドラインライブラリ」にて、無料で誰もが閲覧、探すことができるのですが、それとは別に、がんの診療ガイドラインのみを一括して掲載する公的なサイトが存在します。さらに、患者さんや家族、一般の人を対象に、がんに関する情報を広く扱い、読みやすく掲載するサイトもあります。

これから紹介するその2つのサイトは運営団体がそれぞれに明らかで、「Ｍｉｎｄｓガイドラインライブラリ」と同じように不適切な広告が貼られていることもなく、気づかないうちに別の広告サイトを開いていたということもありません。

各種のがんの診療ガイドラインを集めたサイトがある

その「がんの診療ガイドラインのみを集めたウェブサイト」とは、「**がん診療ガイドライン**[*1]」です（図14）。運営は「日本癌《がん》治療学会」で、会員登録などをしなくても誰でも無料で閲覧することができます。

各種のがんの診療ガイドラインを、記述のフォーマットを統一し、「臓器別ガイドライン」に整理して公開しています。

臓器別ではたとえば、「脳・神経」―脳腫瘍（成人）・脳腫瘍（小児）、「頭頸部《とうけいぶ》」―頭頸部がん・口腔《こうくう》がん・甲状腺腫瘍、「胸部」―肺がん・乳がん、「消化管」―食道がん・胃がん・大腸がん、「肝臓・胆道・膵臓《すいぞう》」―肝がん・胆道がん・膵がんなどをはじめ、全身の臓器、部位別に分類されています。まずはアクセスしてみてください。

一般向けの「がん情報サービス」が参考になる

ただし前章からくり返しますが、診療ガイドラインとは医師や医療関係者を対象とした手引書です。専門用語の解釈などに誤解が生じることもあるかもしれません。

図14　日本癌治療学会が運営する公式サイト「がん診療ガイドライン」

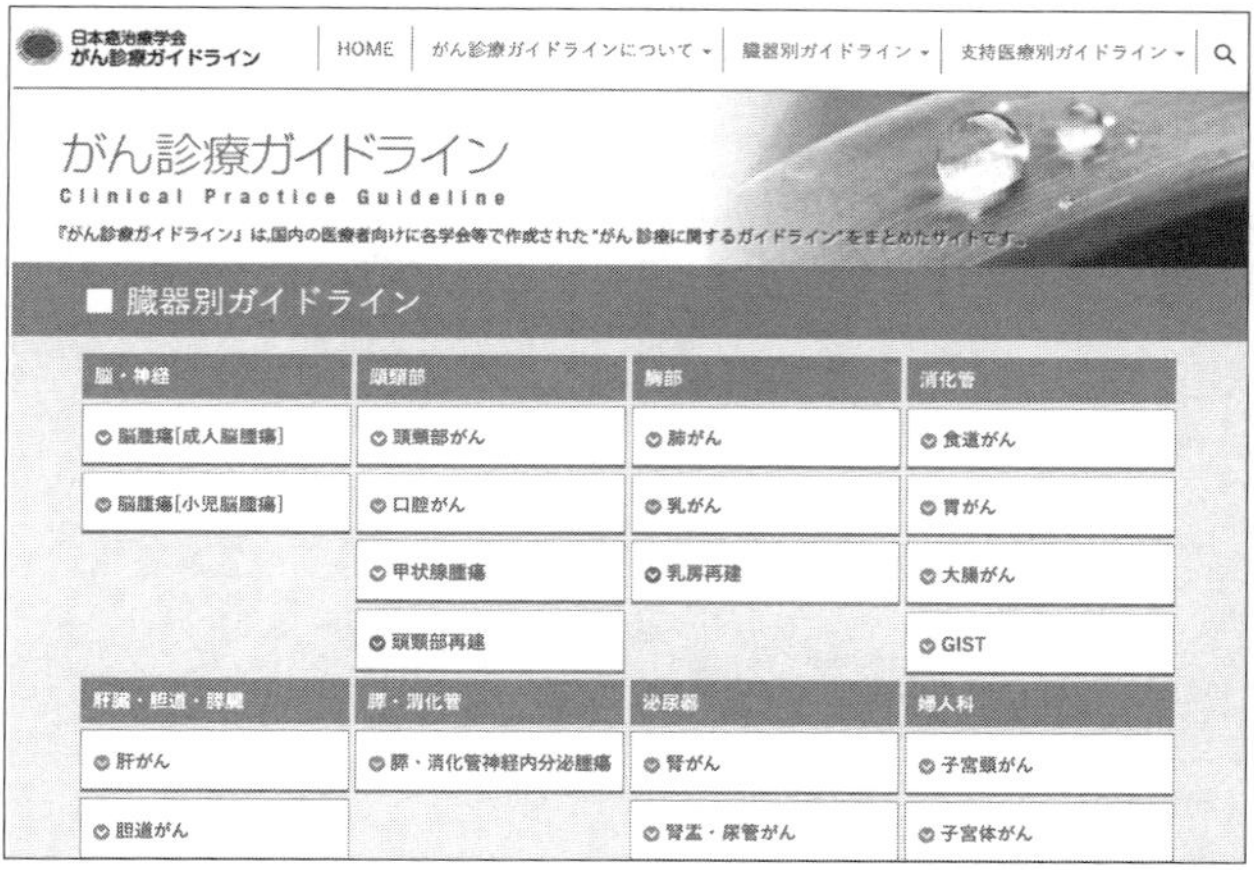

各種のがんの診療ガイドラインを集めて整理し、公開するサイト。医師や医療関係者はよく活用しています。http://www.jsco-cpg.jp

そこでこれとは別に、患者さんや家族、一般の人を対象に、診療ガイドラインの内容などをわかりやすくまとめた「**がん情報サービス**」（図15）というサイトがあります。[*2] こちらも無料で誰でも閲覧することができるので活用しましょう。

日本には、日本人の死因でもっとも多いがんの対策や研究の推進などについて定めた「**がん対策基本法**」という法律（2007年4月1日施行）があります。[*3]「がん情報サービス」はこの法律に基づいて、「国立研究開発法人国立がん研究センター」が作成、運営する公式サイトです。

図15　国立がん研究センターが運営する公式サイト「がん情報サービス」

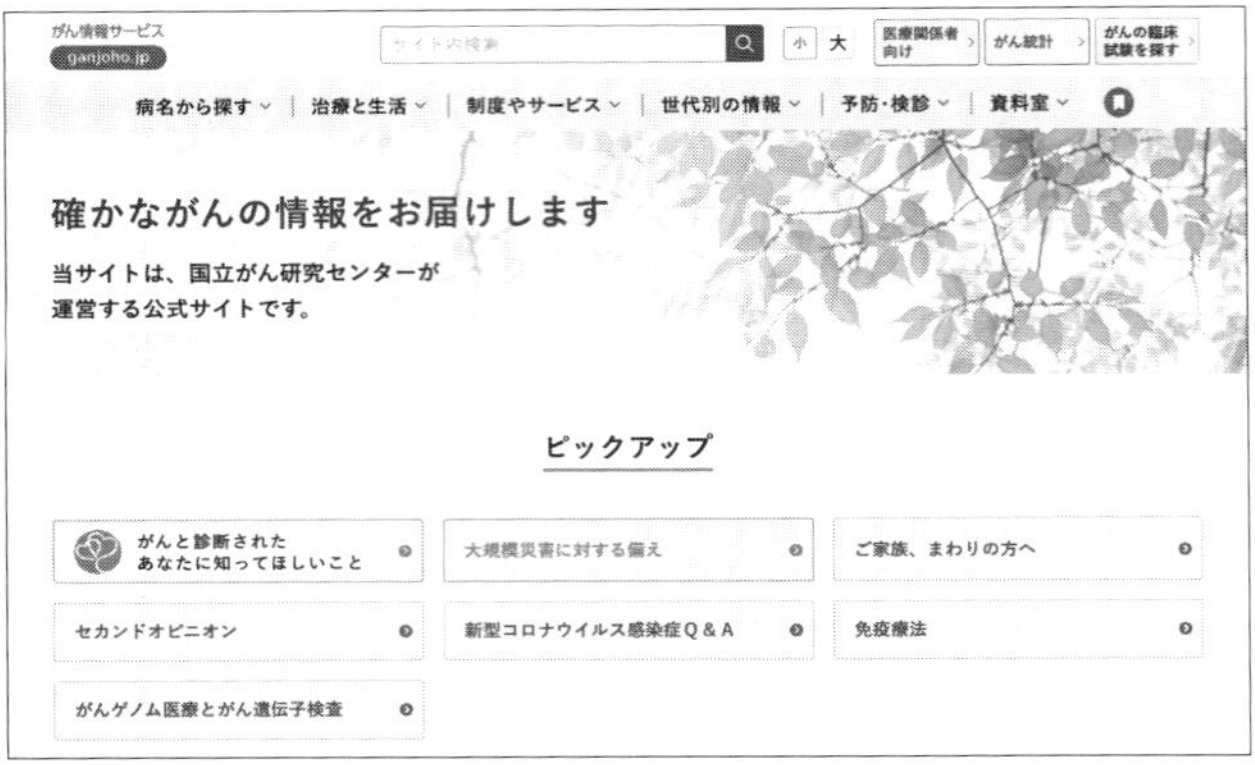

こちらは一般の人を対象に、専門用語もわかりやすく説明。https://ganjoho.jp

内容は、がんに関する基礎知識、診断と治療、症状と生活、予防と検診、療養生活、食事、心のケアなど、また、仕事との両立、費用、制度、情報の集めかたなど、そして、「がんと診断されたあなたに知ってほしいこと」として「がん相談支援センター」の存在と活用の勧めなどで、がんに関する多くの情報を網羅しています。

同サイトは医療者の間では、**「がん情報の入り口」**と言われます。

この「がん情報サービス」の情報は、ネットで閲覧できるだけでなく、冊子、チラシ、リーフレットも同サイトから無料でダウンロード、印刷することもできます。

たとえば、『患者必携　がんになったら手

にとるガイド　普及新版』（A5判、228ページ）があります。ほかに、がんの実態調査をまとめた文書、用語集といった資料も充実しています。

患者さんの中には、「がんの診療時に担当の医師から、ネットで確かな情報を調べるときは、『がん情報サービス』のみを参考にしてください、とアドバイスされた」と話す人がいます。このように、「がん情報サービス」は、医師が患者さんに勧めるサイトの筆頭であると医療界では認識されています。

自分や家族、身近な人ががんになった場合、がんを予防したい場合、検診を受けようかと迷っている場合など、さまざまな状況でこのサイトは役に立つと思われます。

「がん相談支援センター」を活用しよう

こうしたサイトなどを活用して情報を得たとしても、さまざまな疑問や迷い、不安が起こり、患者さんや家族ら身近な人にとって、落ち着いて考えて判断することは、とても厳しいことだと思います。もちろん、治療法や見通しについては担当の医師に相談したいところですが、相談内容や医師との相性によっては難しい場合もあるでしょう。

そこで、相談にのってくれる機関として、**「がん相談支援センター」**があることを知っておいてください。この機関は、全国の国指定の「がん診療連携拠点病院」や「小児がん拠点病院」などに設けられています（2024年8月現在で476ヵ所）。どこにあるかは「がん情報サービス」のサイトで最寄りの施設を検索できるほか、電話やチャットで同センターを探す手伝いをする**「がん情報サービスサポートセンター」**もあり、手軽に問い合わせることができます。

相談窓口では、がんに関する治療、病院の選びかた、療養生活全般、仕事との両立、診察費などお金のこと、セカンドオピニオンの紹介、家族や職場にどう伝えるかといったコミュニケーションについてなど、どうすればいいのかわからないことや不安に思うことについて尋ねることができます。

無料で、患者さん本人や家族、パートナー、また匿名でも、対面でも電話でも相談が可能です。メディアから得る情報とはまた違って、自身の病状や生活状態、環境に即して、専門家からのアドバイスを得ることができるでしょう。

「何を質問すればいいかもわからないが、漠然と不安だ」「がんと言われて頭がまっ白だ。何から考えればいいのか……」といった場合でも、相談者にとって必要な情報を吟味して提供、相談にのってくれるでしょう。ぜひ活用してください。

「標準治療」ががんの最良の治療法

先述の「がん診療ガイドライン」には、「がん診療ガイドラインの策定、普及は、国民が安心してどこでも標準的ながん診療を受けられる環境を構築するうえで必要不可欠なことです。」と記されています。

「標準治療」ということばをメディアなどで耳にすると思います。これも「何のことなのかわからない」とよく尋ねられる医療用語のひとつですが、この文中の「標準的ながん診療」という文言がそれを示しています。

「標準治療」ということばの響きから、「並」レベルの治療のことだと勘違いされることがありますが、そうではありません。

「がん情報サービス」のサイトでは、「標準治療とは、科学的根拠に基づいた観点で、現在利用できる『最良の治療』であることが示され、多くの患者に行われることが推奨される治療のことをいいます。」と明記されています。

また、「標準治療」とは具体的に、「診療ガイドラインに掲載されている治療法」のことであり、各分野の医学会が推奨する治療を指しています。つまり、ある分野のがんの「標準治療」を知りたい場合は、そのがんの診療ガイドラインや、一般向けにわかりやすく説明された解説書を参考にしようということです。

それには、これまでに紹介してきた「Ｍｉｎｄｓガイドラインライブラリ」「がん診療ガイドライン」「がん情報サービス」をあたりましょう。

医師は患者さんに、病状に応じていくつかの治療法の選択肢を伝えますが、その際には「いまの標準治療は、こうです」と説明するでしょう。くり返しますが、**「標準治療」とは、その分野の疾患に関していまもっとも良いと考えられる治療法**のことです。そして、各種のがんを含め、「標準治療」の治療費のほとんどは公的医療保険適用となっています。

実際の医療現場では、「標準治療」の方法を踏まえたうえで、医師の経験や、患者さんの状態、希望などを尋ねて最良の治療法を決めていきます。

「先進医療＝上質な治療法」ではない

一方、「先進医療」ということばもよく耳にすると思います。こちらは、ことばの響きから上質な治療を意味する用語だとイメージするかもしれませんが、そうではありません。むしろ、「まだエビデンスが確かではなく、効果や安全性について十分には確認ができていない新しい治療法」を指します。

また、「先進医療」の治療にかかる費用は原則、公的医療保険が適用されず、全額が自己負担となります。厚労省が認める例外はありますが、いずれにしろ、公的医療保険が適用されない治療やサービスを受ける場合は、事前に費用や治療回数、改善の見通しなどの詳細を重々確認してください。不明点は、先述の「がん相談支援センター」に問い合わせましょう。

こうした点を適切に理解しておき、ことばのイメージだけで早とちりや誤解をしないように注意したいものです。

「緩和ケア」は終末期の治療ではない

がんの治療に関連して、もうひとつ、意味を勘違いされている患者さんが多い用語があるので、ここで述べておきます。それは「**緩和ケア**」です。

「緩和ケア」と聞くと、すでに治療が難しい終末期の治療やケア（ターミナルケア）のことだと解釈されることがあります。しかし、先述の「がん対策基本法」が２０１６年12月に改正された際に、「緩和ケア」は次のように定義されています。これをもとに現在は、厚労省が推進する「緩和ケア」をがん診療拠点病院などで実践しています。

〈緩和ケアの定義・第15条〉

「がんその他の特定の疾病に罹患した者に係る身体的若しくは精神的な苦痛又は社会生活上の不安を緩和することによりその療養生活の質の維持向上を図ることを主たる目的とする治療、看護その他の行為をいう」

また、「緩和ケアが診断の時から適切に提供されるようにすること」（第17条）とも明記されています。この点が、「緩和ケア」という用語の適切な解釈のポイントになります。

同法をもとに策定された「がん対策推進基本計画」の第３期（２０１７年10月閣議決定）では、緩和ケアは終末期の医療ではなく、「がんと診断された時点から、身体的・精神心理的・社会的苦痛等の『全人的な苦痛』への対応を行い、患者とその家族のＱＯＬの向上を目標とする医療であること」（抜粋）としています。

具体的には、医師・看護師・理学療法士・薬剤師・心理士・管理栄養士・ソーシャルワーカーなどの専門家が必要に応じてチームを組み、患者さんのつらい症状である吐き気、嘔吐、痛み、倦怠《けんたい》感など体の苦痛に、また、患者さんと家族の不安、仕事など社会生活、経済的な問題などに幅広く対応します。

ところが、朝日新聞の２０２３年10月28日夕刊に、「がんの緩和ケアを始める時期について、『がんと診断された時から』と考えている人は49・７％にとどまることが内閣府の世論調査でわかった。（略）国は診断時からの提供や周知を進めているが、広く浸透していないことが明らかになった。」とありました。やはり、「緩和ケア」とは終末期のケアだというイメージが浸透しているようです。**「緩和ケアはがんと診断されたときから受ける診療」**であることを知っていただきたいと思います。

日本では周知のとおり、一生のうち２人に１人ががんを経験するといわれます。自分や家族ら身近な人ががんになったとき、また予防のためにも、がんに関する適切な情報を得ることは精神的な支えとなるはずです。

「統合医療」「代替療法」…ことばを整理する

患者さんからしばしば、「統合医療や代替療法は信頼できますか？」と質問を受けます。

多種のメディアや医療の現場で、「統合医療」「代替療法」「民間療法」「補完治療」などの用語が用いられていますが、まず、それぞれが何を指すのか、ことばの意味について整理すると理解が進むでしょう。

先述のように、日本では、治療の有効性のエビデンスが確立されていて公的医療保険が適用される治療（現代西洋医学が中心）を、「標準治療」と表現しています。「通常治療」や「保険治療」と呼ぶ場合もあります。これらのことばは、がんの治療法の選択のときに使われることが多いようですが、実際にはがんに限ったものではありません。

たとえば、内臓のがんの手術を「標準治療」で実施した後に、公的医療保険適用外の「健康食品、サプリメント、ヨガ、気功、音楽など」を活用して治療することを「補完治療」といいます。「標準治療（通常治療・保険治療）」に補完した治療という意味合いでこう呼ばれます。

そしてこの場合、「標準治療」と「補完治療」の両方を行っているので、合わせて「統合医療」といいます。

「統合医療」について、厚労省は「『統合医療』に係る情報発信等推進事業」とする公式サイト「eJIM[*4]（イージム：evidence-based Japanese Integrative Medicine）」（159ページ図16）を公開し、こう説明しています。

「いわゆる『統合医療』は、近代西洋医学と相補（補完）・代替療法や伝統医学等とを組み合わせて行う療法であり、多種多様なものが存在します。」

一方、「代替療法」とは、「標準治療」を行わずに、公的医療保険適用外の方法、たとえばマッサージの施術、サプリメントの摂取などだけを行う場合をいいます。

ひとつの病気に対して同時に「標準治療」と「補完治療」を行う場合は、診療面から「混合診療」と呼ばれます。ただし、日本ではこの標準治療である「保険適用診療」と補完治療である「保険適用外診療（自由診療）」の併用は原則として禁止されています。

もしこれを実施する場合は、「補完治療」だけでなく、「標準治療」のほうも公的医療保険は適用されず、治療のすべてが自由診療（全額患者さんの自己負担）となるわけです。例外はありますが、この点に注意をし、治療法を選択する前に重々確認してください。

また、西洋医学ではなくても、漢方薬の場合は現在、一部の生薬や処方では公的医療保険が適用されます。鍼灸師《しんきゅうし》による鍼灸治療の場合もいくつかの条件を満たせば、保険の適用となる場合があります。

治療法を選択する前に、こうしたことばの意味と、それぞれのシステム、費用を理解しておくと、混乱を少なくすることができるはずです。

治療法について不明点や確信が持てないこと、理解ができないこと、不安なことは、医師をはじめ、総合病院・大学病院に設置されている「相談室」に、またがんの場合は「がん相談支援センター」で納得がいくまで相談しましょう。

「統合医療」の信頼できる情報を探すには

統合医療について正確な情報を得るには、先述の「ｅＪＩＭ」を活用してください。

統合医療、代替療法、民間療法、補完療法などは、真偽不明の多くの情報が出回っていることは読者の皆さんも認識しておられるでしょう。「ｅＪＩＭ」には、エビデンスに基づいた情報を「一般の方へ」「医療関係者の方へ」と読者対象を分けて、一般の方向けにはわかりやすく読みやすく、知識がまとめられています。

また、「ｅＪＩＭ」のサイト内には「統合医療エビデンス」というページがあります。「健康食品」「コクラン・レビュー」「構造化抄録」などに分けて、それぞれ、専門家が科学的知見で精査した情報が掲載されています。

次の第十章で、国際的に信頼度が高い、世界のエビデンスレベル１の文献を集めたサイト「コクラン・ライブラリー」を紹介します。そこに載っている情報を「コクラン・レビュー」と呼びます。

図16　厚労省による「統合医療」の情報発信サイト『eJIM』

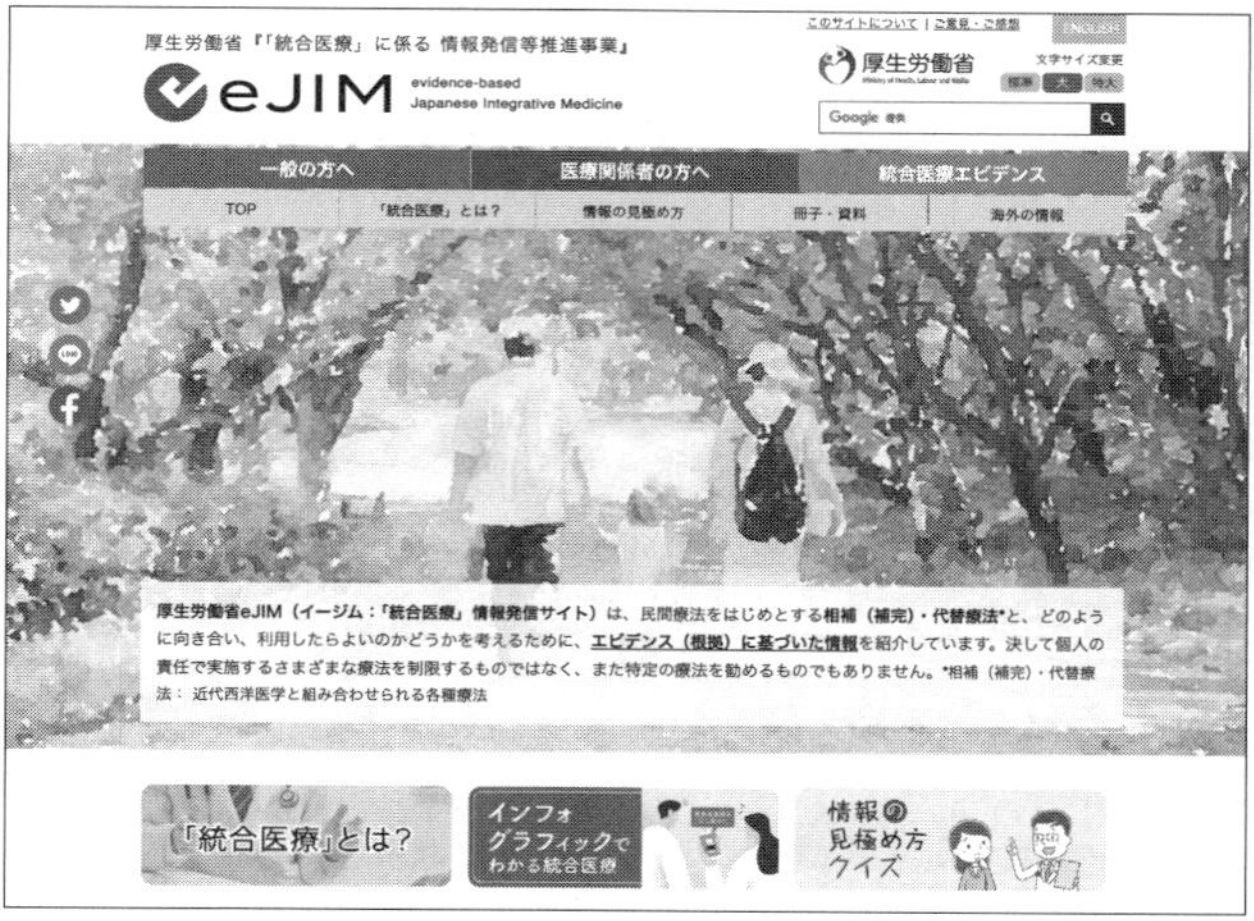

このサイトについて | ご意見・ご感想
ENGLISH
厚生労働省『「統合医療」に係る 情報発信等推進事業』
eJIM
evidence-based Japanese Integrative Medicine
厚生労働省
文字サイズ変更
標準 大 特大
Google
一般の方へ
医療関係者の方へ
統合医療エビデンス
TOP
「統合医療」とは？
情報の見極め方
冊子・資料
海外の情報
厚生労働省eJIM（イージム：「統合医療」情報発信サイト）は、民間療法をはじめとする相補（補完）・代替療法*と、どのように向き合い、利用したらよいのかどうかを考えるために、エビデンス（根拠）に基づいた情報を紹介しています。決して個人の責任で実施するさまざまな療法を制限するものではなく、また特定の療法を勧めるものでもありません。*相補（補完）・代替療法：近代西洋医学と組み合わせられる各種療法
「統合医療」とは？
インフォグラフィックでわかる統合医療
情報の見極め方クイズ

https://www.ejim.ncgg.go.jp/public/index.html

「eJIM」には、コクラン編集員会が「補完代替医療」のコクラン・レビューを「臓器・疾患別に分類」した情報がわかりやすく掲載されています[*5]（図17）。

リンクをたどると、「日本語テキスト」は日本語に翻訳された医学論文の抄録ページに、「原文（英語版）」ボタンは英語の同ページにリンクしてあります。英語版といっても、これまで伝えたとおり、サイト画面の上部にある「日本語」を選択すれば、自動で日本語に翻訳され、無料で読むことができます。

現在、「がん（39件）」をクリックす

図17 「eJIM」で補完代替医療の「コクラン・レビュー」が検索できる

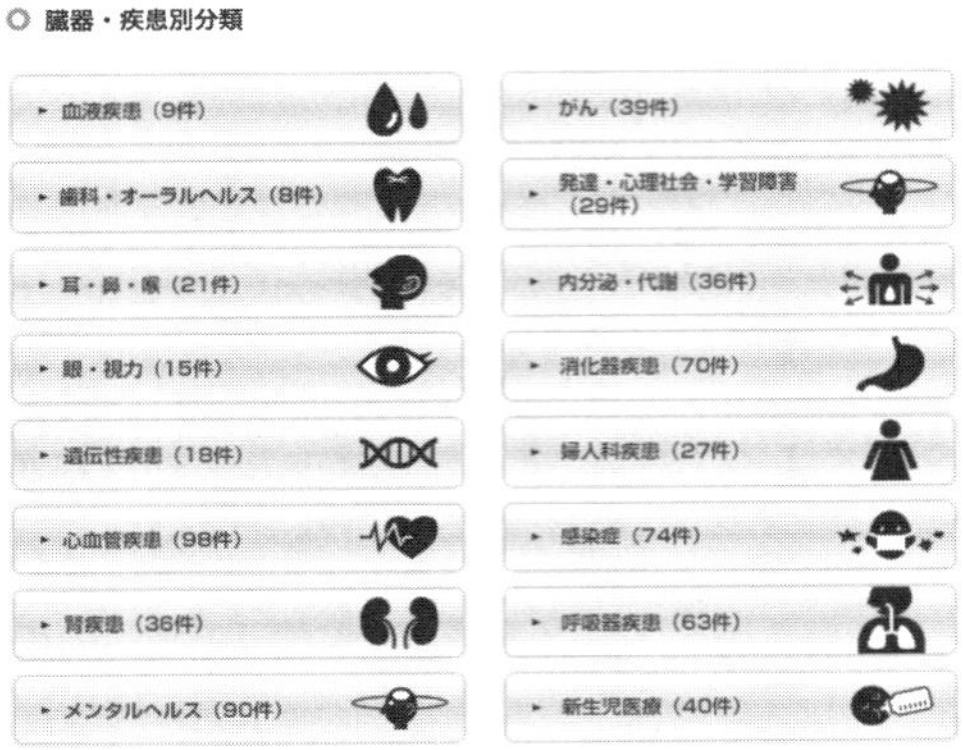

「eJIM」→「統合医療エビデンス」→「コクラン・レビュー」の順にクリックすると、画面中央あたりに「臓器・疾患別分類」の一覧表があります（現時点）。この図はその部分をクローズアップしています。それぞれをクリックすると、「コクラン・レビュー・サマリー」の情報一覧→各情報を日本語で読むことができます。https://www.ejim.ncgg.go.jp/doc/index_cochrane.html

ると、39件の補完代替療法に関するコクラン・レビューのサマリー（要約）が日本語で読めるわけです。たとえば、「癌患者に対するダンス／運動療法」「成人における癌予防のためのビタミンD補充」などのタイトルの抄録を読むことができます。

一例として、「血液またはリンパ節の癌患者に対する標準ケアに併用するヨガ」を見てみましょう。このページでは、血液またはリンパ節のがん患者が標準治療と合わせてヨガを補完治療で行った場合に有効かどうかが示されています。

本来なら複数の「ランダム化比較試

験」の結果をまとめて述べたものが「システマティックレビュー」ですが、実はこのレビューにはたったひとつの小規模なランダム化比較試験しか含まれていません。これは、「徹底的に研究結果を探してもこれ以外にはなかった」ということを意味します。そして、このコクラン・レビューでは、がん患者に対するヨガのエビデンスの質は「非常に低い」ため、「どの程度有効であるかを述べる十分なデータはない」と結論づけています。

ほかのテーマについても抄録を読んでみてください。「有効かどうかの結論は得られていない」「有効というエビデンスは得られていない」と書かれたものがたくさんあることに気づくでしょう。

このように、あるテーマに関してコクラン・レビューがあるからといって、すぐにそのことがその治療の「有効性」を示しているわけではありません。**「有効性に関するエビデンスがなかった」ことを示すのも、システマティックレビューの重要な役割**なのです。

第十章　ジャーナルに掲載の医学論文にアクセスする方法

新型コロナウイルス感染症の流行以降、海外のトップジャーナルに掲載された研究結果が報道される機会が増えました。

その影響で、患者さんや医学生、メディア関係者から尋ねられる頻度が高くなった「医学研究がジャーナルに掲載されるまでの道のり」や、「海外のトップジャーナル」、また世界中で発表される医学論文のうち「エビデンスレベル1の論文に誰もが日本語で無料でアクセスできる方法」について、本章で伝えます。

医学論文がジャーナルに掲載されるまでの道のり

研究結果を社会に報告する方法には、大きく2つ、「学会での口頭発表」と「論文を書いてジャーナルに掲載」があります。

学会で発表した場合、その結果は学会が発行する印刷物の「抄録集」に記録として残りますが、あくまで要旨のみで、細かな内容までは記すことができません。それに、その発表はたまたま学会に参加していた聴衆にしか伝えることができず、多くの場合はその発表で終わりです。

このように学会発表は「水もの」と言われることもあり、研究者の業績として記すことはできますが、それ以上のものではありません。そのため、研究者としては、自身の研究を論文として発表することが最重要となります。

その際、日本語で論文を書くことはありますが、それでは世界の人には読んでもらえないので、重要な研究は英語で論文を執筆して、国際的なジャーナルに投稿、発表する必要があります。

投稿する対象となる世界の医学系のジャーナルは、さまざまな分野を合わせて5000以上あります。その中から、自分の研究にあったジャーナルを選んで投稿するわけです。

このとき、ジャーナルの価値を示す指標である「**インパクトファクター**（ＩＦ）」が重要になります。「インパクトファクター」とは第一章でも触れましたが、そのジャーナルに掲載された論文の「被引用回数」から計算される、ジャーナルの価値を示す指標です。

「自分の論文はどれくらいのインパクトファクターのジャーナルへの掲載を目指そうか」と考え、最初はインパクトファクターが少し高めのジャーナルに投稿します。

投稿すると、そのジャーナルのエディター（editor）がチェックして、まずは「**査読**（review）」する価値がある論文かを判断します。査読ということばは耳にすることも増えたと思いますが、「**論文を同じ研究分野の研究者が読んで、評価や検証をし、ジャーナルに掲載するかどうかの判断材料とすること**」です。

当然、インパクトファクターが高い著名なジャーナルほど、掲載してもらうにあたってのハードルは高くなります。すぐさま却下される場合も多くあり、その場合はもう少しインパクトファクターの低いジャーナルを目指すことになります。

ジャーナルのエディターが「まあいいかな」と判断した場合、次の手順として、世界で同じ分野の類似の研究をしている複数の専門家にその論文を送り、査読を依頼します。

わたしのところにもときどき、突然に、海外のジャーナルから「査読をしてもらえませんか」という依頼メールが届きます。そのようにして2～3名の査読者（reviewer）が決まったら、査読者の各自が論文をチェックし、「**却下**（reject）」か「**大幅な修正**（major revision）」か「**少しの修正**（minor revision）」か「**受理**（accept）」かを選びます。

査読には報酬は発生しません。査読をする研究者は、ボランティアです。査読はお互いさまということで、「peer review（ピアとは対等者という意味）」と呼ばれます。

査読者同士では議論はしません。そして、却下でない場合は、複数の査読者の判定結果をジャーナルのエディターが総合的に判断し、修正点を指摘して論文の著者に戻します。著者は、指摘を受けた点について修正を施し、再び投稿します。

さらにまた、この過程をくり返します。そしてエディターが「受理」と判断した場合に、一連の編集作業が終了となります。

ここまでで数カ月、場合によっては1年を要することもあります。その後、ジャーナルに掲載されて出版にいたるまではさらに数カ月は必要です。

世界トップレベルの「医学ジャーナル」ビッグ4

医学論文は前記の過程を経て、専門のジャーナルに掲載されることで世間に広く知られるようになります。

各種メディアの報道では、「この論文は世界的に権威がある医学ジャーナル『ランセット』に掲載され……」などと、海外の著名ジャーナルの名称が伝えられることがあるでしょう。ここで、「海外の著名ジャーナル」とはどういうものかについて触れておきます。

臨床医学における世界のトップレベル「ビッグ4」と呼ばれるジャーナルは次の4誌です。2022年時点の「インパクトファクター（IF）」が高い順に記します。

『The Lancet（ランセット）』（イギリスの商用誌・エルゼビア社発行）　IF　168・9

『New England Journal of Medicine（ニューイングランド・ジャーナル・オブ・メディシン）』（アメリカ・マサチューセッツ内科外科学会発行）　IF　158・5

『JAMA（ジャーナル・オブ・アメリカン・メディシン・アソシエーション）』（アメリカ・医師会発行）　IF　120・7

『BMJ（ビー・エム・ジェイ）』（以前の名称・British Medical Journal から変更。イギリス・医師会発行）　IF　107・7

前述のとおり、ジャーナルに医学論文が掲載されるには査読者の厳正な審査を経るのですが、これらの一流のジャーナルを目指す質の高い研究であったとしても、採択される割合は10％にも満たないといわれます。それだけに、採択、掲載された論文は、その時点で信頼度が高いと考えられるわけです。たとえばメディアで、「○○○○の研究結果に関する論文は、イギリスの『ランセット』というジャーナルに掲載されました」などと紹介されている場合、その情報は注目に値するでしょう。

もしビッグ4のジャーナルに自分の名前が記載されたら、それはかなり名誉なことです。これらのジャーナルへの掲載を目指せるような、良質な研究をしていきたいものです。

医学論文の抄録は誰でも無料で読める

次に、ジャーナルに掲載された医学論文にアクセスする方法を紹介します。ぜひトライしてみてください。

かつて、医学ジャーナルや医学論文とは、研究者が自分の専門分野のみを読んでいるに過ぎないと言われていました。実際にそうだったでしょう。しかしいまでは、ネットを利用すると、情報源の英語の論文に無料でアクセスできるものが増えています。ブラウザの翻訳機能や同様のアプリを使えば、手軽に日本語で読むこともできます。

第八章で「エビデンスに基づいた確かな医療情報は診療ガイドラインにあり」と述べました。その診療ガイドラインの作成委員は何をもとに執筆しているかというと、その分野の種々の医学論文です。

医学論文は一般に、全文が公開されている場合はもちろん、原文が非公開や有料であっても、その「**抄録**」（**アブストラクト**：abstract）は無料で読むことができます。抄録とは、論文の要点を簡潔に記した文章で、論文をジャーナルなどに投稿する際には提出が必須となっています。

つまり、論文に抄録は「付き物」であり、医師や研究者も、原文の全文を読むよりは抄録を読んで、端的に情報を得てから必要な論文をしぼり込んでいくのが常です。

日本語で簡単！　世界最大規模の医学文献集にアクセスしよう

医学に関する文献データベースは、海外と日本にもいくつもあります。中でも、世界の研究者にもっとも知られているのは、「**パブメド**（PubMed）」というネット上の検索サービスです。[*1] アメリカの国立生物工学情報センター（ＮＣＢＩ）が提供する世界最大規模の医学・生物学の文献掲載サイト「**メドライン**（MEDLINE）」などのデータベースを無料で検索することができます。

図18を見てください。パブメドの検索画面をブラウザの自動翻訳機能を使って「日本

図18　「パブメド（PubMed）」の公式サイトの検索画面

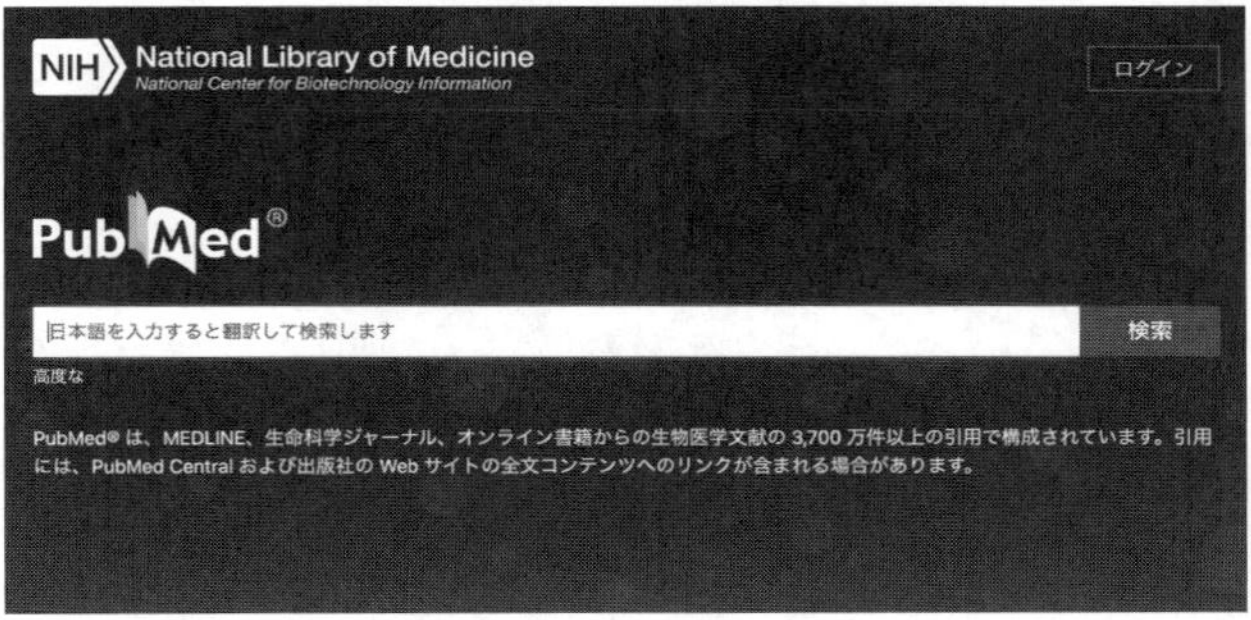

ブラウザ拡張機能の「PubmedX」をインストールしておくと、検索窓に「日本語を入力すると翻訳して検索します」という文字、また、本文も日本語で表示されます。https://pubmed.ncbi.nlm.nih.gov

語」に訳すと、検索窓の下に、現時点では「PubMed® は、MEDLINE、生命科学ジャーナル、オンライン書籍からの生物医学文献の3700万件以上の引用で構成されています。」と記されています。3700万という数字は、刻々と増えています。つまり、膨大な文献資料が集まってきているということです。

英語だから難しそう、と思う必要はありません。なぜなら、ブラウザの拡張機能「PubmedX」を使うと日本語で検索ができて、ヒットした論文一覧のタイトルも日本語で表示され、また、その論文の抄録も日本語に翻訳されます。Google Chrome や Microsoft Edge、Mozilla Firefox にインストール（無料）すると、誰もが活用できます。

では、図18の「パブメドの公式サイト」の検索窓に、調べたい病名などを日本語で記入し、検索してみてください。たとえば、うつ病（depression）、高血圧（hypertension）、糖尿病（diabetes）、インフルエンザ（influenza）などと、キーワードを検索窓に入力して検索するだけで、膨大な量の情報にアクセスできます。参考までに（　）に英語も記しましたが、パブメドの検索窓に英語を入力する必要はありません。

また、「PubMed の使いかた」と検索すると、京都大学医学図書館、東京大学医学図書館など多くの大学や図書館が公式サイトで、検索や活用の方法を公開しています。

さらに、日本の複数の企業が、「『パブメド』の情報を日本語で検索するサイト」などを作成してネット上で公開しています。「PubMed 日本語 検索」などで検索すると、多くの情報がヒットします。「医師向け」と表記があっても、無料登録で誰もが利用できることもあります。

医学の研究者でもすべての論文にあたることは不可能ですが、日ごろのネットでの検索方法と同じように、キーワードを2つ以上付加して検索する、また、AND検索、OR検索、NOT検索などを試みながら、情報をしぼり込んでいくことができます。

まずは無料で公開されている論文に、「へえ、これが世界最大の資料群か」「エビデンスはこの中にあるのか」といった感覚でアクセスしてみると、何らかの発見があったり、有用な情報に出合えたりすることがあるでしょう。

エビデンスレベル1の「システマティックレビュー」とは

第七章で、医学のエビデンスにはレベル1から6まであり、トップは「エビデンスレベル1」だと伝えました。そのレベル1となる情報は、「**システマティックレビュー**」（後述）と、「**メタアナリシス**（**メタ解析**）」（後述）という手法で明らかになった治療法などをいいます。これまでにも何度か、これらのことばを紹介しました。

わたしの専門のひとつは、このエビデンスレベル1の研究ですが、「ことばの意味がわからない、具体的に何をしているの？」と何度も質問されてきたため、ここで説明しておきます。

あるひとつの医療研究テーマに関して発表された複数の論文を調べて、まとめて報告することを「レビューする」といいます。知りたいテーマをネットで検索すると、複数の医学論文が見つかるでしょう。それらの研究結果は、すべてが一致していることもあれば、すべてが食い違っていることもあります。

たとえば、治療法Aが「非常に有効だ」という論文もあれば、「少しだけ有効」というものもあり、また、「効果なし」という結果のものもあります。これらの論文を系統的に（すなわち、一定の決まった方法で網羅的に）すべて見つけてくることを「システマティックレビュー」といいます。

くり返しますが、システマティックとは「系統的に」という意味合いです。システマティックに見つけなければ、もしかすると、レビューの著者が自分の意見に合った都合のいい論文だけをピックアップして報告しているかもしれません。

そして、システマティックに検索した複数の論文の結果を、統計学的な手法で統合させて数値で示すことを「メタアナリシス」といいます。

システマティックレビューをしても、もし1つしか論文が見つからなければメタアナリシスはできません。システマティックレビューとメタアナリシスということばが混同して使われることがありますが、それぞれの意味はまったく異なります。ポイントは、メタアナリシスをしているかではなく、システマティックレビューをしているかどうかです。

たとえば、エビデンスレベル2の「ランダム化比較試験」により、「Bという薬はうつ病に有効である」という結果が出ていたとします。ただし、B薬の研究数が1つや2つとまだ少ない場合は、エビデンスとして強固ではありません。

その研究に対して、「多様な症状の患者さん」や「条件が異なる一般の人」「複数の地域」など、対象が違う試験が何度も行われ、追随している多くの研究結果を探し出すシステマティックレビューと、それらを統合したメタアナリシスの結果の情報がエビデンスレベル1となるわけです。

医学におけるエビデンスを追究するうえで、このシステマティックレビューやメタアナリシスが重要である理由がここにあります。

データのゆがみ「バイアス」をチェックする

ところで、システマティックレビューの過程では、次に述べる「バイアス」がどのくらいあるのかをチェックします。バイアスということばには多くの意味があり、第三章では、認知の偏り、先入観、思い込みなどの意味合いだと述べましたが、ここでは「データのゆがみ」を指します。具体的な作業例をもとに紹介します。

測定されたデータには真の値との誤差が必ず伴います。この誤差は大きく「**偶然誤差**」と「**系統誤差**」に分かれます。偶然誤差とは、避けることができない測定誤差のことです。

たとえば、体重を何度か測定した場合、毎回完全に値が一致するとは限りません。真の値の周辺で、微妙に違う値になります。これが偶然誤差です。避けることはできないのですが、ある程度は統計学的に推測することができます。

一方、系統誤差のことを「バイアス」ともいいます。仮に、治療Xと治療Yという2つの治療法を比較するランダム化比較試験があったとします。本来はX群とY群に、対象者をランダムに振り分けて治療経過を追っていき、その効果を測定します。

しかし、対象者の特性が2群間でランダムにうまく分かれなかったり、また追跡する中で多くの人が脱落してしまって結果が測定できなかったりということがあります。それが系統誤差、バイアスです。

研究を行う中でできるだけバイアスを少なくすることはできますが、ゼロにはできません。実はこのバイアスが大きいということは、正確にXとYの比較ができていないということになります。これは偶然誤差と違って、人為的な何かがさまざまにかかわっているので、統計学的に推測することができないわけです。

システマティックレビューで10本のランダム化比較試験を見つけてきたとして、各研究のバイアスはさまざまです。そのバイアスが結果に影響していると考えられる「バイアスのリスク」を評価します。

さらに、もしかすると研究の中には、研究自体はすでに終了して結果が出ているけれど、まだ論文として出版されていないものがあるかもしれません。そのため、出版された論文だけを集めてきたシステマティックレビューの結果と、未出版の研究の結果も集めてきた場合のシステマティックレビューの結果が変わってくる可能性があります。これを「**出版バイアス**」といいます。

また、ランダム化比較試験を実施する際には、事前に必ず、研究の設計図といえる「研究実施計画書」がつくられます。そして、その計画書どおりに報告をしないといけないことになっています。

しかし、ときに、この研究実施計画書で予定されている報告内容と実際の報告が一致していない場合があります。たとえば、もとはうつ症状の改善を報告する予定だったのに、いい結果が得られなかったため、結果をすり替えて「QOLは改善した」と報告をしているような場合です。これを「**報告バイアス**」といいます。

こういったバイアスがないかをチェックしていくのです。

エビデンスレベル1のデータベース「コクラン・ライブラリー」

では、世界中の医学論文をまとめた「**システマティックレビューのデータベース**」を紹介しましょう。世界中で知られ、医療関係者に活用されているのは、「**コクラン・ライブラリー**[*2]（Cochrane Library）」です。**国際的に最高水準**であると各方面から認められています。各ブラウザの日本語への翻訳機能を使えば、おおむね日本語で表示されます（パソコンやスマホのOSやブラウザによって表示に差があります）。

「**コクラン**」とは、イギリスの国立のボランティア組織のことで、医療における治療と予防の情報を世界に発信、展開しています。

「**コクラン**」の公式サイト[*3]の場合は、いちばん上の「日本語」という文字をクリックすると、本文なども自動的に日本語で表示されます。また、日本語版（後述）もあります。

「コクランとは」というページには、「コクランは、英国に本部を置く国際的なネットワークで、登録された非営利団体であり、英国国立ボランティア団体協議会のメンバーでもあります。」「コクランのビジョンは、質の高いエビデンスに基づいて医療やケアに関する意思決定が行われ、すべての人がより良い健康を享受できる世界です。」などの説明があ

図19　「コクラン」の公式サイト内、エビデンスを検索する「コクラン・エビデンス」のページ

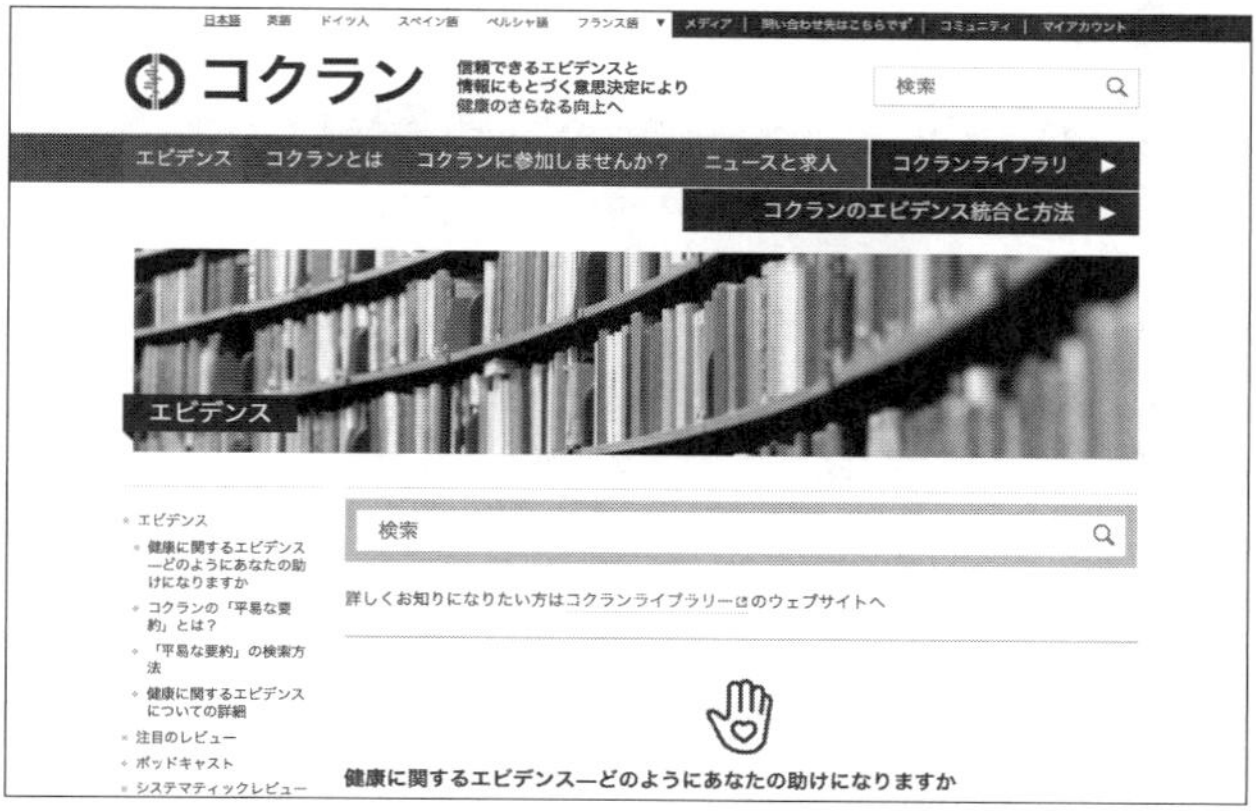

最上部に表記される「日本語」をクリックすると、本文などが日本語で表示されます。
https://www.cochrane.org/ja/evidence

ります。

コクランは毎年国際学会を開催していて、２０２４年９月のプラハでの学会にはわたしも出席します。「グローバルエビデンス２０２４」と題し、「健康、教育、社会正義、環境、気候変動など様々な分野の問題を議論するプラットフォームを提供する」とされています。

コクランは現在、世界中で１３０カ国11万人で構成されているといわれ、「コクラン・ライブラリー」は世界中のシステマティックレビューを収載しています。

つまり、**「コクラン・ライブラリー」**

図20 『コクラン・ジャパン』の公式サイトのトップページ

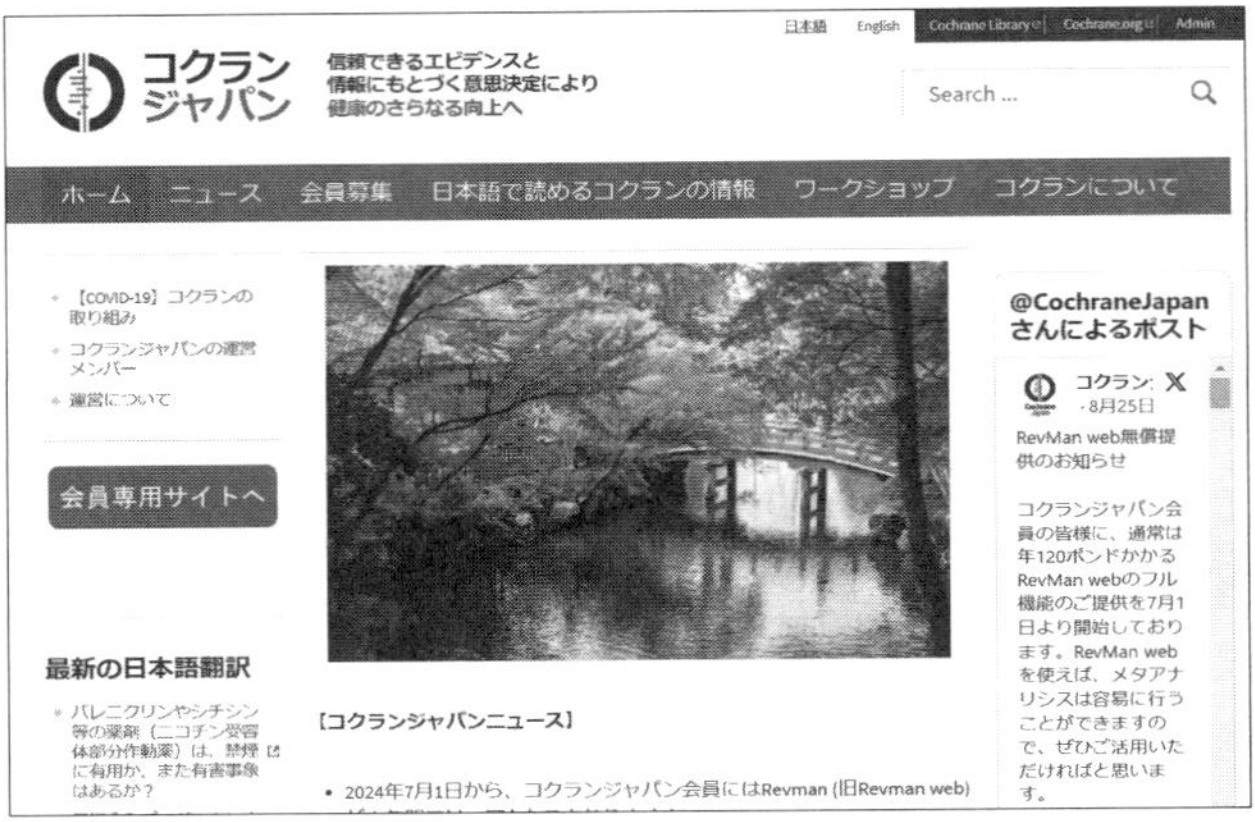
日本語 English Cochrane Library Cochrane.org Admin
コクラン ジャパン
信頼できるエビデンスと
情報にもとづく意思決定により
健康のさらなる向上へ
Search ...
ホーム ニュース 会員募集 日本語で読めるコクランの情報 ワークショップ コクランについて
【COVID-19】コクランの取り組み
コクランジャパンの運営メンバー
運営について
会員専用サイトへ
最新の日本語翻訳
【コクランジャパンニュース】
2024年7月1日から、コクランジャパン会員にはRevman (旧Revman web)
@CochraneJapan さんによるポスト
コクラン
・8月25日
RevMan web無償提供のお知らせ
コクランジャパン会員の皆様に、通常は年120ポンドかかるRevMan webのフル機能のご提供を7月1日より開始しております。RevMan webを使えば、メタアナリシスは容易に行うことができますので、ぜひご活用いただければと思います。

『コクラン・ライブラリー』に収載されている論文を日本語に訳して紹介する活動をしています。検索窓に、知りたい病名などを日本語で記入して検索すると、リンク先一覧が現れて各ページに遷移することができます。https://japan.cochrane.org/ja

に掲載されている論文は、世界でもっともエビデンスのレベルが高い有用な情報といえるわけです。同公式サイトにある**「コクラン・エビデンス」**のページの検索窓に、日本語で病名などを記入して検索してみてください[*4]（前ページ図19）。複数のエビデンスレベルが高い論文の抄録を読むことができます。

また、日本にも**「コクラン・ジャパン」**というセンターがあり、公式サイト[*5]（図20）のほか、X（旧ツイッター）やフェイスブックでも情報を発信しています。

さらに、アメリカの学術出版社・ワ

イリーの日本支社の公式サイト内「ＥＢＭプロダクト　コンテンツ」というページに、「コクラン・ライブラリー　レファレンスガイド」が公開されています。国内の大学なども これを活用したサイトを公開し、コクラン・ライブラリーの活用の方法を具体的に説明しています。

日本語で書かれた医学論文を探すには

日本語の論文のデータベースもあります。どれも「エビデンスに基づく医療（ＥＢＭ）」の考えから、「システマティックレビュー」「メタアナリシス」「ランダム化比較試験」「比較臨床試験」「比較研究」「診療ガイドライン」などの各研究デザインによるしぼり込み検索も可能です。

情報の量や規模は先述の「パブメド」など海外のデータベースには遠く及びませんが、日本語で読みやすいというメリットは大きいでしょう。主に次のサイトがあります。

・「J-STAGE（ジェイ・ステージ）」（図21）
国立研究開発法人科学技術振興機構（ＪＳＴ）が運営。日本の医学・薬学系・工学系を

図21　『J-STAGE』のトップページ

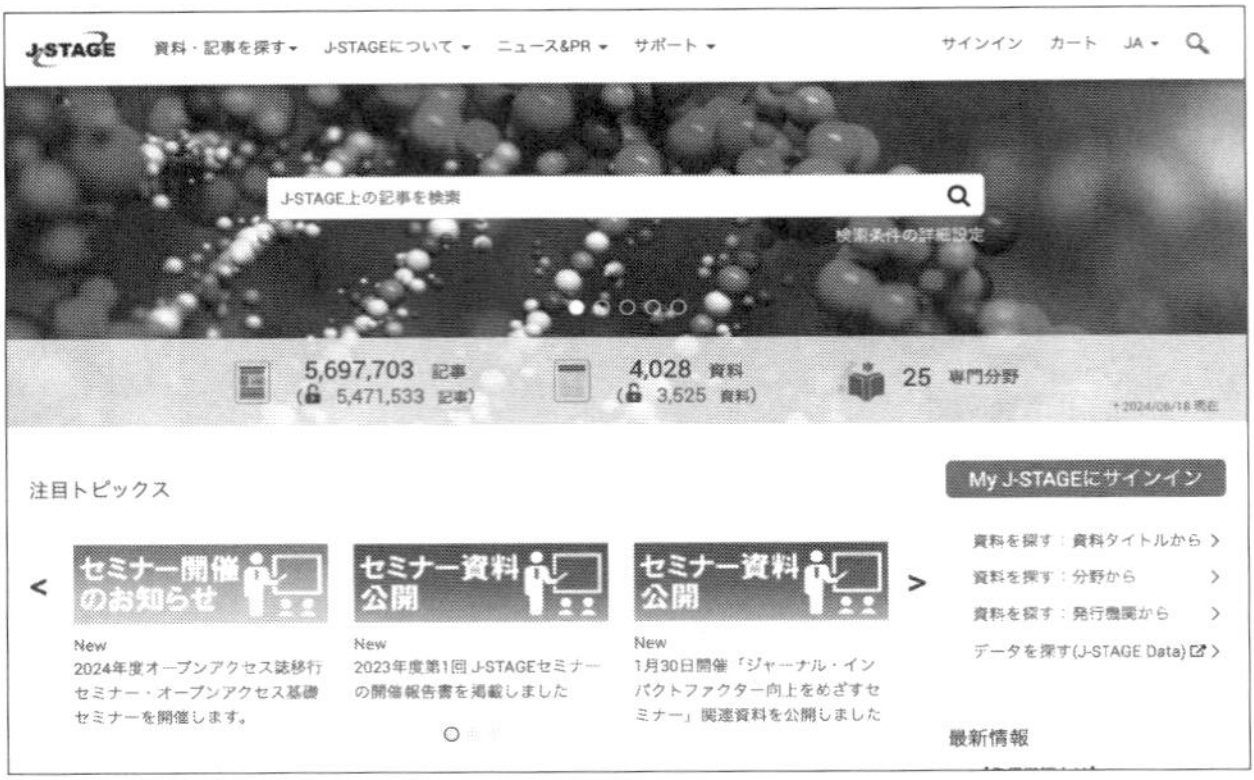

検索窓のほか、「注目トピックス」や各種の新着情報が掲載されています。知りたいことを検索窓にフリーワードで記述し、むしめがねアイコンをクリックして検索します。検索窓の右下の「詳細検索」をクリックすると、タイトルや著者名を指定できます。
https://www.jstage.jst.go.jp/browse/-char/ja

中心に、自然科学、人文科学、社会科学などの科学分野の学会誌、論文を電子化し、ウェブ上で公開。誰もが無料で利用できます。IDとメールアドレスなどを登録すれば、お気に入りの記事の保存、お気に入りの資料を引用する新しい記事配信の通知、検索履歴の保存などのサービスも利用できます。

・「CiNii（サイニィ）」（図22）

「Citation Information by NII」の略で、国立情報学研究所（NII：National institute of informatics）が運営。日本のあらゆる学術分野の論文、学会誌など各種文献、雑誌記事索引、研究

図22　『CiNii（サイニィ）』のトップページ

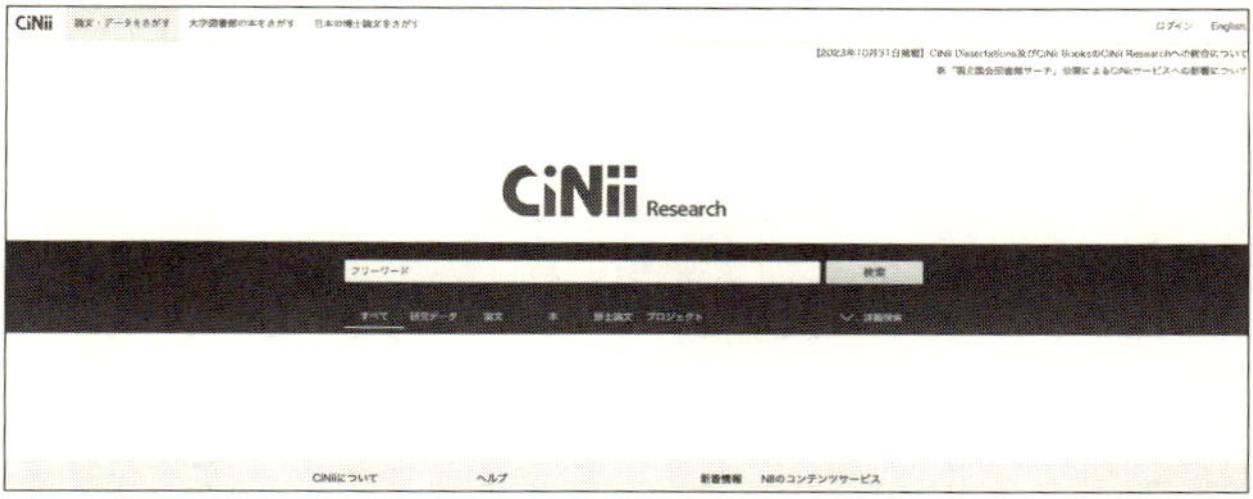

画面中央に大きな検索窓が表示されます。左上の「論文・データをさがす」「大学の図書館をさがす」「日本の博士論文をさがす」のいずれかを選び、「フリーワード」の枠に調べたいことばを入力して「検索」をクリックします。さらに、検索窓の下に表示されている「すべて」「研究データ」「論文」「本」「博士論文」「プロジェクト」「詳細検索」をクリックすると、しぼり込んだ検索が可能です。https://cir.nii.ac.jp

データやプロジェクトを検索できる「CiNii Research」、大学図書館の総合目録データベース「CiNii Books」、博士論文データベース「CiNii Dissertations」の3種があり、ネット上で無料で公開されていて、誰もが登録などなしで利用できます。

CiNiiでは、知りたいキーワードを入力すると、文献のタイトル、著者名、収録誌などから、論文や研究プロジェクトを探すことができ、公開中の論文には提供サイトへのリンクが表示されていて、すぐに論文の全文の閲覧や入手が可能です。医学専門ではないので、他分野の横断検索ができる特性もあります。

無料で日本の論文を探すなら、この2つをあたるとよいでしょう。どちらが検索しやすいか、情報を得やすいか、同じキーワードで検索して比較してください。

ただ、論文の電子化と公開の施策として、国は「J-STAGE」に一元化していく方針を公表しています。「CiNii」の掲載論文も「J-STAGE」に移行するように各学会に推奨したため、今後は「J-STAGE」に論文収載が進むでしょう。

・「医中誌Web」

特定非営利活動法人医学中央雑誌刊行会が運営。利用は有料なので3番目に紹介しましたが、医療関係者にもっとも活用されている日本の医学文献情報のデータベースです。1903年創刊の抄録誌「医学中央雑誌」からスタートした、日本でいちばん歴史あるデータベースで、2000年にネット上で検索ができるサービスに移行しました。

大学や総合病院、研究機関、図書館などによる法人と、「医中誌パーソナルWeb」への個人との各有料契約によって利用が可能です。一部の図書館などにあるデータベース検索サービスを提供するパソコンでは、一般の人が無料で利用できる場合もあります。

医療情報のエビデンスレベルを自分で探ることはできるか

ある病気の治療法をメディアで見聞きしたとき、「その情報のエビデンスレベルはどうなのか」を知りたくなるでしょう。その場合、これまでに述べてきたレベル1〜6の基準に従ってチェックする方法があると思われるかもしれませんが、実際には困難な作業です。というのは、メディアに掲載されている記事には研究デザインまで記載されていないことがほとんどです。また、新聞や雑誌で治験（第七章参照）が記事になることはよくありますが、そこに「第3相試験」と書いてあれば、それはたいていランダム化比較試験のことです。しかし治験には第1〜4相まであり、そこまで詳細に記されていることはまずありません。

さらに、第一章でも述べたように、研究の引用元が明記されていないことも多いのです。そうした場合、その情報の出どころを調べようとすると、発表者名や所属機関名などのキーワードをネットで検索して、探偵のように見つけていくしか方法がありません。

医療情報に引用元の具体的な情報が書かれていない場合は、紙媒体では文字数制限が、テレビやラジオでは放送時間の制限などが影響しているのかもしれません。新聞や雑誌の発行元に問い合わせるという方法はありますが、問い合わせても正確な回答が得られるかどうかは不明であり、面倒な作業になるでしょう。

仮に情報の出どころがわかれば、その論文を検索して詳細を確認するという方法がありますが、そこからエビデンスのレベルを追求するには相当の医学の専門知識が必要です。

また、ある治療の有効性について報道されたとき、そもそもヒトを対象とした「臨床研究」に基づかず、「基礎研究」にのみ基づく情報はとても多くあります。たとえば、「ラットに対して○○の薬を投与したところ、□□□□の結果であった。これは将来的にヒトに対して期待できる」といった報告です。

このような基礎研究の報告は、まだ臨床研究の土俵にも上がっていない段階です。非常に有望だと期待された基礎研究の中でも、将来的に広く臨床で使われるようになったものの割合は、実のところは約1％という報告があります。[*6]

そうした実情から、自分が知りたい医学や健康の情報は、メディアで見聞きしたことだけから得るのではなく、先述の「コクラン・レビュー」などで「システマティックレビュー」や「メタアナリシス」を施したデータベースから検索するのがもっとも効率的な方法であるわけです。

第十一章　医療情報の「見極めかた」と「誤りを信じ込む心理」

本章では医療情報の見極めかたをまとめ、さらに、なぜ人間は誤った情報を信じ込むことがあるのか、考えかたの偏りにはどういう心理が潜んでいるのかについて、医学や心理学に基づいて述べます。最後に、適切な医療情報とは自分にとってどこにあるのか、わたしの考えを記します。

公的機関による一般向けのわかりやすいサイト

これまで紹介してきた信頼できるサイト以外に、公的機関が一般の人を対象にわかりやすいことばで運営・発信し、医療関係者もよく活用するサイトを次に挙げておきます。

・「**eヘルスネット**」　厚労省の公式サイト。「生活習慣病予防」「こころの健康」「歯・口腔」「飲酒」「喫煙」などに関する医療・健康情報を各分野の専門家が解説。https://www.e-healthnet.mhlw.go.jp/information

・「**こころの耳**」　厚労省の公式サイト。働く人のメンタルヘルスというテーマで、「5分でできる職場のストレスセルフチェック」「疲労蓄積度セルフチェック」「ご存知ですか？　うつ病」「相談窓口案内」などを発信。https://kokoro.mhlw.go.jp

・「**こころの情報サイト**」　国立精神・神経医療研究センターの公式サイト。「こころの病気やメンタルヘルスに関する医学的情報」「医療・福祉・労働・年金など社会的支援に関する情報」を発信。https://kokoro.ncnp.go.jp

・「**健康寿命を伸ばそう　SMART LIFE PROJECT**」　厚労省が実施する国民の健康づくりのサポートプロジェクトを紹介するサイト。「食事」「運動」「睡眠」「健康診断」「禁煙」など生活習慣改善情報を発信。https://www.smartlife.mhlw.go.jp

・「**ヘルスケアラボ**」　厚労省の公式サイト。女性の健康支援のための、「病気・病院の検索」「セルフチェック」「ライフステージ別健康ガイド」「マタニティトラブル」「漢方」などの情報を発信。https://w-health.jp

医療情報を見極めるポイントまとめ

医療・健康情報について、本当かな？　怪しいのでは？　と思ったとき確認するべきポイントを次にまとめておきます。

①情報発信元はどこ？……ネットの場合はとくに、「このサイトについて」「運営元」を確認する。本書で紹介したサイトのほか、専門家が情報を厳選している団体、官公庁、自治体、大学や医療機関、医学会などの研究機関を選ぶ。発信元の記載がない場合や、特定の商品を販売するメーカー、個人、あいまいと感じる表記の情報は避ける。

②発信者は誰か？……専門家、あるいは専門家にインタビューなどをした情報か？

③情報源は何か？……その情報のエビデンスは？　出典や引用は明示されているか？

④いつの情報か？……いつ発信されたものか？　最新情報なのか？　更新はどうか？

⑤ほかの情報と比較したか？……情報を探す際、まずは「選択肢」を見つけることが重要。1つの情報だけではなく、同じテーマのほかの情報も探して比較検討する。

こうして情報を選ぶ際に、そのテーマに関するシステマティックレビューを見つけることができたなら、それが現時点でもっとも真実に近い情報だと思われます。

誤った情報を信じ込む心理

情報を得る際には分野にかかわらず、人によってその「受け取りかた」が違うことについても認識しておきたいものです。

その「受け取りかた」は、心理学で「**認知バイアス**」が知られています。認知バイアスとは第三章でも少し触れましたが、考えかたや判断の偏り・思い込み・偏見といった意味合いで、過去のできごとや経験、環境、感情のありようによって働きます。

無意識でも意識的にでも、「自分の願望や期待を裏付けるような情報を追い、重視し、選んでいる」、また、「自分の願望や期待に反する情報は無視し、軽視し、排除している」、そのような心理をいいます。

心理学で立証されているいくつかの認知バイアスに関する現象を次に紹介します。

・**ハロー効果**……ひとつのことが優れていると、すべてが優れていると思い込む心理。

「ハロー」とは「こんにちは」ではなく、英語の「halo」で「後光」の意味。たとえば、「有名な医学博士、大学教授がこの商品を勧めている」とあれば、エビデンスがわからなくても正しい情報だと思い込む、また、成績優秀な人なら運動もできるし性格もいいと判断することなど。「**権威への服従原理**」「**権威バイアス**」「**ミルグラム効果**」も同意で用いられる場合がある。

・**アンカリング効果**……最初に見た数字やデータを基準（アンカー）として記憶し、その後の判断に重要視する心理。たとえば、「この車は300万円ですが、本日中に現金で購入の場合は250万円にします！」などと、最初の基準の料金からすると安くなったと思い込むこと。

・**単純接触効果**……CMなどで何度も同じものを見たり聞いたりしていると、興味がなかったものにもだんだんと好意的になる心理。ヒトに対しても同じ。たとえば、CMで商品名を連呼、短く覚えやすい感覚の音楽をくり返す、ネットで何度も同じCM動画を流すといったこと。

・**真実性錯覚効果**……前述の単純接触効果に関連し、くり返し同じニュースや情報に接していると、エビデンスが不明なままでも、また、正しいか誤りなのかにかかわらず、そのニュースや情報を真実だと錯覚する心理。「**真実性の錯誤**」ともいう。たとえば、災害時に広がるフェイクニュースや、他人に風邪をうつすと自分は治るといった迷信など。

・**バンドワゴン効果**……多数の人が支持する、選んでいる事象に、同調する人が増大していく現象。たとえば、「いま、〇〇〇〇が大流行中！」といった広告を見ると、それに影響を受ける心理。

・**バーナム効果**……誰にでも該当するような表現を、「自分だけに当てはまること」としてとらえる心理。たとえば、「シワやたるみが気になりませんか」「このごろ疲れているでしょう」など、商品の広告のみならず、占いや悩み相談に多用される。

・**カリギュラ効果**……禁止や制限をされると、逆にそれを行動したくなる心理。たとえば、「体重が気になる人以外は見ないでください」や、「今週中に限り30％引き！」といった「期間限定」の手法などがある。

・**ウインザー効果**……第三者による「感想」「経験談」などで提供された情報を信頼する心理。たとえば、商品やサービスの「口コミ」「お客さまの声」「医師が使っている」などを広告に利用する例がある。

・**スノッブ効果**……多くの人と同じものを持つのは嫌だと、人とは違うものを欲しがる心理。たとえば、高級品のみならず、「日本一の○○」「ここでしか買えない」「あなただけのオリジナル商品です」などと広告する例がある。

「自分に限って」…オレオレ詐欺にあう理由

『オレオレ詐欺』『還付金詐欺』『架空請求』などの特殊詐欺の被害はなぜなくならないのかと不思議だ。自分に限ってそれはない」と思う人、皆さんの周りにもいませんか。ご自身はどうですか。

これらの詐欺に注意と、数十年にわたって政府、自治体、警察、民間企業が警戒を呼びかけ、報道されているにもかかわらず、いまだに後を絶たないのはそれなりの理由があるからです。それなりの理由とは、前述の「誤った情報を信じ込む心理効果」のひとつでもあり、すべてとも言えますが、あまりに被害が多いようですので、ここでクローズアップして考えてみましょう。

実は複数の心理学で、「自分はだまされることはないという心理がだまされる理由である」ことがわかっています。

2022（令和4）年の特殊詐欺の被害件数は警察庁の発表によると、被害を認識している件数は1万7570件、そのうち高齢者（65歳以上）の被害の認知件数は全体の86・6％、また、高齢（65歳以上）女性は全体の66・2％となっています。特殊詐欺のうち、とくにオレオレ詐欺と還付金詐欺の被害が高齢女性に多いという研究結果があります。[*1]

なぜだまされてしまうのか。それには心理学研究において、「**ヒューリスティック**」という心理があるといいます。ヒューリスティックとは英語の「heuristic」で、簡潔に言うと、「意思を決定する際に、直観的に結論を導く解決法」「発見的解決法」です。

たとえば、ドラッグストアで洗剤を買うとき、「何度も広告を見たから」「たくさん並んでいるし」「いつもこれで慣れているから」と瞬時に決定する判断をいいます。

ノーベル経済学賞を2002年に受賞したダニエル・カーネマンは、人間の意思決定には2つのシステムがあると述べています。そのうちの「システム1」が右に述べたヒューリスティックな判断、すなわち直感的な瞬時の判断です。もうひとつの「システム2」はその逆で、論理的に熟考した判断をいいます。[*2] この2つは、どちらがいいとか悪いとかに分けられるものではなく、人間は、このバランスを取りながら生活をしています。

では、オレオレ詐欺にあいやすい高齢者ではどうでしょうか。

若年者では、損失を避けるためにネガティブな情報に注意が向きやすい傾向がありますが、高齢者では、自分の期待に沿ったポジティブな情報に注意が向きやすく、短期的な利益を求める傾向があります。この原因として、加齢による脳の前頭前野の機能低下が示唆されています。[*3] すなわち高齢者は、直感的でヒューリスティックな判断（システム1）が優位になる傾向が高いため、悪意のある情報に引っかかりやすいといえるのです。

もちろん、これはすべての高齢者に当てはまるわけではありません。また、若年者であったとしても、このような詐欺の被害にあうことはよくあります。ただ一般に、お金を持っているのは高齢者のほうなので、高齢者がターゲットにされやすいと考えられます。

警察庁の別の調査（2018年）では、オレオレ詐欺の被害者の78・2％の人が、「自分は被害にあわないと思っていた」と答え、「自分は被害にあうかもしれないと思っていた」と答えたのはわずか1・4％となっています。

オレオレ詐欺にかかわらず、自分は犯罪や災害に巻き込まれることはない、という認識が、「いざとなるとヒューリスティックな処理を優位にし、だまされやすい」ことは明らかでしょう。大金を誰かに渡すとき、立ち止まって少しでも冷静になり、「詐欺の被害者になるのは誰にでもあり得ること。自分もだまされるかもしれない」とシステム2の発想を持ちたいものです。

人間は容易に認知バイアスの影響を受ける

紹介した心理効果には、ほかにもさまざまなものがあります。強調しておきたいのは、このような心理を利用した「マーケティング心理学」が存在し、購買意欲を向上させる広告のテクニックがいくつもあるということです。

その心理を知っておくと、自分の行動に対して「あ、これは多くの人に当てはまるからバーナム効果だな」とか、「特別な気分になったけれど、この商品への興味はスノッブ効果だ」などと冷静になれるでしょう。衝動買いや、トリックが隠れていそうな数字や広告の鵜呑みを回避できるかもしれません。

また近年では、こうした非合理的な人間の心理を見つめて消費行動を分析し、経済を考える「**行動経済学**」と呼ぶ分野の学問も進展しています。

では、医学の分野に関してはどうでしょうか。

第四章で、患者さんをまどわすような広告表現は「医療法」という法律で禁止されていると伝えました。これは裏を返せば、法律で規制しなければ、人間は容易に認知バイアスに陥るおそれがあることを意味します。とくに、自分や家族が病気で落ち込んでいるときや不安感が強いときは、日ごろよりも影響を受けやすいと意識しておく必要があります。

新型コロナ禍という極めて特殊な時期に、専門家や非専門家、有名人のコメント、匿名の第三者の投稿など、さまざまな情報がメディアにあふれたことは記憶に新しいでしょう。このとき、ハロー効果やウインザー効果などが入り込む余地があったはずです。わたし自身も、あの時期に認知バイアスの影響を受けなかったとは、自信を持って言えません。

ヒトは感情の動物であり、「自分もこうした種々の心理効果を持ち合わせている」と自覚しておくことこそが、適切な情報の選択のために必要なのです。

真実はもっとも面白くないあたりにある

これまでに、たとえば風邪をひいて薬を飲んだら、劇的に効いて楽になった、という経験はあるでしょうか。そういった経験がある人が再び風邪をひいたときに、その薬は毎回同じように「劇的に」効くでしょうか。おそらくそうではないと思います。少しだけ効いたと感じるときもあれば、まったく効果が感じられないときもあるはずです。平均すると、「薬はまあまあ効く」というあたりに落ち着くのではないでしょうか。

内科や精神科で処方されている薬が、「平均的に」どのくらい効くのかということを調べた研究があります。効果の程度をわかりやすく、「小さい効果」「中ぐらいの効果」「大きい効果」の3つに分けた場合、内科の薬も精神科の薬も、「小さい効果」と「中ぐらいの効果」の間で効くと報告されました。*4

もちろんこの結果は、常に大きな効果は期待できないと伝えているのではありません。たまには劇的な効果を体験することがあるかもしれません。しかし、「平均的にはそんなに大きな効果は期待できない」ということを意味しているのです。

そしてこれは、決して悲観的な事象ではありません。毎回魔法のような効果は期待できなくとも、「平均的に、まあまあ効く」ことが保証されていると言えるからです。

世の中には、「○○療法で病気が治る！」とその有効性を極端にうたう情報があるかと思えば、「○○療法のウソ！」などと真逆の情報も出現し、ともにさまざまにあふれています。その中で、もし極端に目をひく「面白い」医療情報に接したら、一呼吸して冷静に、これまで紹介したような信頼できる情報源にあたり、調べてみてください。

おそらく真実は、「もっとも面白くないあたり（まあまあ効く〜あまり効かない）」に落ち着くでしょう。そのテーマに関する「コクラン・レビュー」（158〜161ページ）があったなら、「それほど面白くない結果」が記されているはずです。

実のところ、わたしがもっとも伝えたいことはこの点にあります。医学的、社会的に正確で、かつ自分にとって適切な情報、つまり本当のこととは、ドラマや漫画のストーリーのような劇的な展開ではなく、白黒がはっきりしているわけでもなく、探している答えは、あいまいな部分を多分に残したまま、「なんだ、けっきょくそういうことなのか」と思うところにあるでしょう。

現在の医学において、魔法の薬や治療法はありません。魔法を求めず期待せず、「平均的に、まあまあ効く」治療法をコツコツと継続することが、改善、回復、健康への最短コースなのです。

適切な医療情報を探し、自分の価値観や人生観と合った最善の方法を見つけましょう。

おわりに　正確な情報は微妙な濃淡の中に

その情報が自分にとって適切か、あるいは正確なのかどうかは、「正しい」「間違い」の2択で判明するものではありません。実際は、この両者の間のいわば「おおむね正しい」とか「間違っているともいえない」といった、微妙な濃淡の中にあります。そしてその時点では誰もが正しいと思っていた情報が、後に間違いだったとわかることもよくあります。

医療情報を受け取る一般の人々の立場に立ち、ネットを中心にあふれる情報に振り回されず、一歩引いて落ち着いて考えられることを目標に、本書を記してきました。

一方、情報を発信する側、すなわち、医師、医療関係者、専門家、団体、企業、国、メディアらにこそヘルスリテラシーが強く求められるのは言うまでもありません。一般の人々が円滑な情報活用を実践するための道のりは、そこを起点とするべきでしょう。

医師、患者さん、家族らが治療のエビデンスを十分に理解したうえで**共同意思決定**（SDM：Shared Decision Making）ができる世界を実現するためには、本書で紹介したサイト

「ＤＡＬＹ」「Ｍｉｎｄｓガイドラインライブラリ」「がん情報サービス」「コクラン・ライブラリー」などのような、堅実な情報と発信を普及させていく必要があります。

本書の出版にあたっては、株式会社ユンブルの朝日奈ゆかさんに企画のご提案をいただき、藤原椋さん、岩田なつきさんら同社の方たちとともに、数年をかけて情報のリサーチ、根拠の調査、打ち合わせをくり返してきました。また、刊行の機会をくださった集英社新書編集部の金井田亜希さん、ともに研究を行う京都大学大学院医学研究科をはじめとする多くの機関の皆さん、本書にも登場する１０３歳で健在の父、日常を支えてくれる妻と娘、そして、かかわってくださったすべての方々に厚くお礼申し上げます。

読者の皆さんが、ご自身にとって、より充実した豊かな人生を送るための医療情報に出合われることを心より願っています。最後までお読みいただき、まことにありがとうございました。

２０２４年９月吉日

田近亜蘭

註・主要参考文献

〈第1章〉

＊1　Dumas-Mallet E, Tajika A, et al. Do newspapers preferentially cover biomedical studies involving national scientists? *Public Underst Sci*. 2019;28(2):191-200.

＊2　Cipriani A, Furukawa TA, Tajika A, et al. Comparative efficacy and acceptability of 21 antidepressant drugs for the acute treatment of adults with major depressive disorder: a systematic review and network meta-analysis. *The Lancet*. 2018;391(10128):1357-66.

＊3　Tajika A, Tsujimoto Y, et al. Twenty-year follow-up of promising clinical studies reported in highly circulated newspapers: a meta-epidemiological study. *BMJ Health & Care Inform*. 2023 Jun;30(1):e100768.

＊4　Woloshin S, Schwartz L, et al. Promoting healthy skepticism in the news: helping journalists get it right. *J Natl Cancer Inst*. 2009;101(23):1596–9.

＊5　Gonon F, et al. Why most biomedical findings echoed by newspapers turn out to be false: the case of attention deficit hyperactivity disorder. *PLoS One*. 2012;7(9):e44275.

＊6　Tajika A, Ogawa Y, et al. Replication and contradiction of highly cited research papers in psychiatry: 10-year follow-up. *Br J Psychiatry*. 2015;207(4):357–62.

＊7　Ioannidis JPA. Contradicted and initially stronger effects in highly cited clinical research. *JAMA*.

2005;294(2):218-28.

〈第Ⅰ章〉

＊１　Shiraishi N, Sakata M, Toyomoto R, Yoshida K, Luo Y, Nakagami Y, Tajika A, et al. Dynamics of depressive states among university students in Japan during the COVID-19 pandemic: an interrupted time series analysis. *Ann Gen Psychiatry*. 2023;22(1):38.

〈第Ⅱ章〉

＊１　Kato M, Hori H, Tajika A, et al. Discontinuation of antidepressants after remission with antidepressant medication in major depressive disorder: a systematic review and meta-analysis. *Mol psychiatry*. 2021; 26(1): 118–133.

＊２　＊１は、日本語論文で次にも説明がある。

・田近亜蘭、古川壽亮「うつ病治療のメタ解析」特集 臨床につながる気分障害研究最前線『臨床精神医学』(0300-032X) 第51巻第10号、２０２２年10月、１１７１―１１７７ページ

・田近亜蘭、古川壽亮「うつ病治療における抗うつ薬の用量」特集 向精神薬の用量『臨床精神薬理』(1343-3474) 第25巻12号、２０２２年12月、１３１１―１３１７ページ

＊３　Hardeveld F, Spijker J, De Graaf R, et al. Prevalence and predictors of recurrence of major depressive disorder in the adult population. *Acta Psychiatr Scand*. 2010;122(3): 184-91.

＊4　田近亜蘭、熊谷成将、古川壽亮「新たなデバイスを活用した早期介入〜早期介入の港をより近くに〜スマートフォンアプリとウェアラブルデバイスを用いた、寛解期のうつ病患者の再発予測」『予防精神医学』7巻1号、2022年、3―12ページ

〈第四章〉
＊1　「医療法」https://elaws.e-gov.go.jp/document?lawid=323AC0000000205
＊2　医療機関ネットパトロール　http://iryoukoukoku-patrol.mhlw.go.jp
＊3　https://www.gov-online.go.jp/useful/article/201307/1.html
＊4　https://www.mhlw.go.jp/stf/newpage_04978.html

〈第五章〉
＊1　「医薬品、医療機器等の品質、有効性及び安全性の確保等に関する法律（医薬品医療機器等法・薬機法）」https://elaws.e-gov.go.jp/document?lawid=335AC0000000145
＊2　「健康増進法」https://elaws.e-gov.go.jp/document?lawid=414AC0000000103
＊3　「不当景品類及び不当表示防止法（景品表示法・景表法）」https://elaws.e-gov.go.jp/document?lawid=337AC0000000134

〈第六章〉

＊1　Messerli F.H. Chocolate consumption, cognitive function, and Nobel laureates. *N Engl Med.* 2012 Oct 18;367(16):1562-4.
＊2　「『ダークパターンレポート２０２３』を公表。ＥＣサイトやアプリでの購入経験者７９９人への意識調査」コンセント、２０２３年11月27日　https://www.concentinc.jp/news-event/news/2023/11/darkpattern-report2023/
＊3　Time for united action on depression: a Lancet-World Psychiatric Association Commission. Lancet. 2022 Mar 5;399(10328):957-1022.

〈第七章〉

＊1　Guyatt GH. Evidence-Based Medicine [editorial]. *ACP Journal Club.* 1991:A-16.（*Annals of Internal Medicine;* vol. 114, suppl. 2）.

〈第八章〉

＊1　田近亜蘭「Ｍｉｎｄｓとは？」特集　統合失調症薬物治療ガイドライン２０２２『精神科』43巻１号、２０２３年7月、66―71ページ
＊2　「Ｍｉｎｄｓガイドラインライブラリ」https://minds.jcqhc.or.jp/

〈第九章〉

＊1　「がん診療ガイドライン」http://www.jsco-cpg.jp
＊2　「がん情報サービス」https://ganjoho.jp
＊3　「がん対策基本法」https://elaws.e-gov.go.jp/document?lawid=418AC1000000098
＊4　「eJIM」https://www.ejim.ncgg.go.jp/public/index.html
＊5　https://www.ejim.ncgg.go.jp/doc/index_cochrane.html

〈第十章〉
＊1　「パブメド」https://pubmed.ncbi.nlm.nih.gov
＊2　「コクラン・ライブラリー」https://www.cochranelibrary.com
＊3　「コクラン」トップページ　https://www.cochrane.org
＊4　「コクラン・エビデンス」https://www.cochrane.org/ja/evidence
＊5　「コクラン・ジャパン」https://japan.cochrane.org/ja
＊6　Contopoulos-Ioannidis DG, Ntzani E, et al. Translation of highly promising basic science research into clinical applications. *Am J Med.* 2003;114(6):477-84.

〈第十一章〉
＊1　渡部諭「高齢者の認知バイアスからみた特殊詐欺脆弱性」特集　フィナンシャル・ジェロントロジー『老年精神医学雑誌』第34巻第3号2023年3月、235―244ページ

＊2　ダニエル・カーネマン『ファスト&スロー──あなたの意思はどのように決まるか？』上下巻、村井章子訳、早川書房、２０１２年
＊3　永岑光恵、原塑、信原幸弘「振り込め詐欺への神経科学からのアプローチ」『社会技術研究論文集』vol.6　２００９年3月、１７７─１８６ページ
＊4　Leucht S, Hierl S, Kissling W, et al. Putting the efficacy of psychiatric and general medicine medication into perspective: review of meta-analyses. *Br J Psychiatry.* 2012;200(2):97-106.

〈その他〉
中山健夫『健康情報は8割疑え！──京大医学部のヘルスリテラシー教室』法研、２０２１年
冨高辰一郎『なぜ抑うつは指数分布に従うのか』星和書店、２０２２年
中山和弘『これからのヘルスリテラシー──健康を決める力』講談社、２０２２年
福田正博『糖尿病は自分で治す！』集英社新書、２０１６年

田近亜蘭（たぢか あらん）

一九七二年大阪市生まれ。京都大学大学院医学研究科健康増進・行動学分野准教授。医学博士。精神科指導医・専門医。精神保健指定医。京都大学大学院医学研究科博士課程医学専攻修了。関西医科大学精神神経科・医局長、京都大学医学部附属病院精神科神経科外来医長などを歴任。『日本うつ病学会診療ガイドライン 双極性障害（双極症）2023』『統合失調症薬物治療ガイドライン2022』ともに作成委員。

その医《い》療《りょう》情《じょう》報《ほう》は本《ほん》当《とう》か

集英社新書一二三六I

二〇二四年一〇月二二日 第一刷発行

著者……田近《たぢか》亜蘭《あらん》

発行者……樋口尚也

発行所……株式会社集英社

東京都千代田区一ツ橋二-五-一〇 郵便番号一〇一-八〇五〇

電話 〇三-三二三〇-六三九一(編集部)
〇三-三二三〇-六〇八〇(読者係)
〇三-三二三〇-六三九三(販売部)書店専用

装幀……原 研哉

印刷所……TOPPAN株式会社

製本所……株式会社ブックアート

定価はカバーに表示してあります。

ISBN 978-4-08-721336-2 C0247

Printed in Japan

a pilot of wisdom

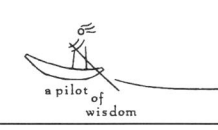